U0268194

爆炸毁伤与防护数值模拟研究

薛　琨　郭泽荣　唐　帆◎著

NUMERICAL STUDIES OF THE BLAST EFFECTS ON THE HUMAN BODY AND THE PROTECTIONS BASED ON THE REFINED HUMAN BODY MODEL

北京理工大学出版社
BEIJING INSTITUTE OF TECHNOLOGY PRESS

内 容 简 介

近年来，军事、采矿、爆破等领域的重大爆炸事故不断发生，给社会生产生活造成了巨大威胁和伤害。爆炸对人体毁伤效应的评估对于战伤救治、人员防护效能评估等均具有十分重要的意义。运用数字化仿真评估技术对其进行模拟评估具有独特的优越性，可为爆炸毁伤效应评估标准提供数据支撑。本书着重阐述了爆炸事故中最重要的两类毁伤元，即冲击波和破片，单独及联合作用于人体的毁伤机理和防护方法。以人体数字化模型为基础，建立生物损伤效应的数字化仿真评估模型，以物理致伤因素的加载为途径，组织器官对物理致伤因素的耐受程度为损伤判定依据，对人体毁伤效应进行评估。

本书可供从事爆炸事故分析、弹药毁伤效应研究的科研人员和工程技术人员学习和参考。

图书在版编目（CIP）数据

爆炸毁伤与防护数值模拟研究/薛琨，郭泽荣，唐帆著 . —北京：北京理工大学出版社，2020.5

ISBN 978 − 7 − 5682 − 8434 − 9

Ⅰ. ①爆…　　Ⅱ. ①薛…②郭…③唐…　　Ⅲ. ①爆炸伤 − 研究

Ⅳ. ①R826.5

中国版本图书馆 CIP 数据核字（2020）第 075023 号

出版发行 / 北京理工大学出版社有限责任公司

社　　　址 / 北京市海淀区中关村南大街 5 号

邮　　　编 / 100081

电　　　话 / （010）68914775（总编室）

　　　　　　（010）82562903（教材售后服务热线）

　　　　　　（010）68948351（其他图书服务热线）

网　　　址 / http://www.bitpress.com.cn

经　　　销 / 全国各地新华书店

印　　　刷 / 三河市华骏印务包装有限公司

开　　　本 / 710 毫米 × 1000 毫米　1/16

印　　　张 / 17.75　　　　　　　　　　　　　　责任编辑 / 陈莉华

字　　　数 / 270 千字　　　　　　　　　　　　　文案编辑 / 陈莉华

版　　　次 / 2020 年 5 月第 1 版　2020 年 5 月第 1 次印刷　　责任校对 / 周瑞红

定　　　价 / 106.00 元　　　　　　　　　　　　责任印制 / 李志强

由于炸药爆炸能在极短时间内释放出巨大能量，在军事、采矿、爆破等领域得到了极其广泛的应用，大大提高了人类改造自然的能力。然而，在生产、储存、运输和使用过程中，屡屡发生爆炸事故。20世纪70年代以来，世界范围内重大工业事故不断发生，给人类正常的生产、生活造成了巨大威胁和伤害。为了保证人民生命财产安全，有必要对爆炸事故进行有效的预警和防控。为此一方面要研究爆炸事故的性质和特征、发生原因及预防方法；另一方面要分析事故的爆炸毁伤效应。爆炸对人体的毁伤元一般包括热辐射、冲击波、破片和窒息等，由于热辐射局限于爆源近场，因此冲击波和破片毁伤对于中远场人员具有更大的威胁。本书着重阐述冲击波、破片单独和联合作用于人体的毁伤机理和防护方法。

爆炸冲击波对人体造成的冲击伤，主要与冲击波的传播速率和压力峰值大小、波形特征，压力上升时间、下降时间及持续时间，生物体物种的大小及周围环境压力等因素有关。其中，压力峰值是指爆炸冲击波超压或动压的最高值。在多数情况下，特别是对处于暴露空间的人员，压力峰值是决定人员伤情的主要因素。压力持续时间是指冲击波压缩区作用于人的时间，单位为毫秒。在其他条件相同时，在一定的时间内，正压作用时间越长，对人员的损伤就越严重。压力上升时间是指某作用点受冲击波作用后，到达压力峰值所经历的时间。通常，压力上升时间越短，人员的伤情越重。爆炸性破片对生物组织的损伤主要依赖于破片的动能，破片的动能驱动破片进入生物组织。破片穿入生物组织时有两种作用力：一是前冲力，它使破片沿破片飞行方向前进，直接破坏组织，造成贯通伤和（或）盲管伤，并形成永久伤道，这是直接撕裂性损伤的主要致伤因素；此外，在高速破片撞击体表的瞬间，在前冲力的作用下，可产生强大的冲击波，加重对肌体组织的损伤。二是侧冲力，它与伤道垂直并主要以压力波的形式向伤道四周扩散。在侧冲力的强大压力波作用下，形成脉动性瞬时空腔，可造成四周软组织和骨组织的损伤。

爆炸对人体毁伤效应的评估涉及爆炸力学、医学、终点弹道学等多学科，在爆炸事故及战伤救治、人员防护效能评估等方面均具有十分重要的意义。数字化仿真评估技术是近年来毁伤评估技术发展的重要方向。生物损伤效应的数字化仿真评估模型，是以人体数字化模型为基础，以物理致伤因素的加载为途径，以组织器官对物理致伤因素的耐受程度为损伤判定依据，从而对生物杀伤效应进行评估。运用数字化仿真评估技术对爆炸毁伤效应进行模拟评估具有独特的优越性，主要体现在：①可以对爆炸毁伤效应进行定量描述。若只有定性描述，对爆炸毁伤效应特性的把握就难以深入准确，定量描述能使定性描述深刻化、精确化。②可以对特定物理致伤因素开展预测评估。只需要提供毁伤元致伤物理参数值，直接输入已有的计算机模型，通过计算机自动计算和分析，即可预测该爆炸毁伤元可能造成的损伤，从而省去了大量繁杂的生物实验。③可为爆炸毁伤效应评估标准的建立提供数据支撑。建立爆炸对于人员的毁伤效应评估标准需要大量的有关致伤物理因素与损伤程度之间量效关系的数据。由于采用计算机模拟的方法能够在无须生物实验的情况下快速、高效地对爆炸的损伤效应进行定量描述，可为爆炸对于人员的毁伤标准的建立提供有力的数据支撑。

爆炸对人体的损伤及防护主要研究爆炸损伤，它与其他疾病一样是医学生态学的问题。但与其他疾病不同的是，损伤的病因并非微生物或致癌物质，而是以机械形式呈现的能量。根据接受的能量、能量分布、持续时间、速度及人体对能量的反应等可推断损失的发生与否。本书力求用数值模拟方法揭示爆炸对人体损伤与否、损伤机理和防护等问题。希望本书在加深读者对爆炸毁伤的认识上能有所帮助。

在本书编写过程中，曾得到许多帮助，参考了前人的成果。在本书即将出版时，作者怀着感激之心，谨向所有帮助过和提出宝贵意见的专家致以深切的谢意，并诚恳地欢迎读者对本书指评指正。

目　录
CONTENTS

第 1 章

绪 论

1.1 引言

爆炸是自然界中经常发生的一种极为迅速的物理或化学的能量释放过程。在此过程中，爆炸做功使系统原有的高压气体或者爆炸瞬间形成的高温、高压气体骤然膨胀，引起周围介质的状态参数变化和运动。纵观人类发展历史，爆炸能量被广泛应用于工业生产和国防军事等领域，爆炸既可造福人类也可威胁人类。爆炸应用于国民经济（如开山凿石、辟山修路、移山填海和抛石筑坝等基础建设，围湖造田、行洪开挖、航道疏通、爆炸夯实和破冰凌等水利方面，拆除房屋和开挖地基等建筑方面，爆炸焊接、爆炸复合、爆炸切割、爆炸加工、材料表面硬化和爆炸合成金刚石等机械加工，星箭分离、发动机点火、救生逃逸和降落伞切割等航空航天，防雹和降雨等气象方面，开采掘进等矿业开采，爆炸消除结石等医学方面，地震勘探，烟花娱乐等）建设造福人类，应用于战争。爆炸也是恐怖分子常用的破坏方式之一。

医生和武器研制人员的各自任务似乎是矛盾的，但有着一个共同的目标：消灭敌人和保存自己。爆炸毁伤就是一对矛盾的统一体，它既是爆炸损伤的理论基础，又是武器研制的重要依据，因而也是医学界和军事领域共同关心和共同研究的课题。

在工业事故、战争、冲突和恐怖袭击中爆炸产生的高温、高压气体及其所形成的巨大冲击波和破片，对人民生命财产会造成难以估量的巨大损失，严重威胁着国民经济的持续发展，工人、无辜平民、安保人员及士兵等均是爆炸产物的受害者。

据统计，医疗部门收治的军事行动中的伤员大部分是与爆炸有关，爆炸损伤救治已经成为迫切需要解决的问题。尽管爆炸的损伤形态难以预测，但是随着爆炸作用机理的研究和人体防护装备的改善，爆炸事件中的伤员救治更加完善，生还概率得到大大提高。

爆炸损伤取决于多种因素，包括爆炸类型和装载、发生爆炸范围和保护性屏障、受害者与爆炸距离、周围环境及破片或其他抛射物的散射。爆炸发生的物理环境对损伤的类型和程度至关重要。封闭空间（如密室、公共汽车或地铁车厢等）的爆炸可强化冲击波效应，所致损伤比露天爆炸（如广场、开放市场、火车站台）更为严重。此外，爆炸导致的建筑倒塌可造成较高的伤亡率。

爆炸对人体的致命损伤主要是由冲击波及破片造成的，冲击波对人体的损伤由冲击波超压、冲量和正压持续时间等因素决定。损伤器官主要集中在含有空气的组织器官，如耳膜、肺脏、肠胃及消化道等，尤其是内脏器官的损伤最为严重，其中肺损伤是使人致命的关键伤。破片对人体的损伤是由破片释放的动能造成的，损伤程度与破片速度、质量、形状等因素有关，破片在组织内的翻滚和变形情况也会影响破片对人体的损伤。破片对人体的致命损伤主要出现在人体的心脏、颅脑等关键器官。冲击波与破片对人体损伤的作用机理不同，其防护措施也不同，因此开发了不同应用场所的防爆服和防弹衣。

相应的，爆炸对人体损伤的评价准则分为冲击波损伤准则和破片损伤准则。冲击波损伤准则主要为冲击波超压准则、冲击波动量准则和冲击波超压－动量准则，破片损伤准则为动能杀伤判据。

爆炸对人体的损伤与人体防护包含高温、高压、高能量场中的流－固耦合及高速撞击、高应变率破裂等强非线性行为的动力学问题，涉及理论和应用力学的几乎所有分支及人体医学等。相关研究无论是物理、力学机理、生理学机理和模型，实验和统计测量技术，还是数值模拟方法等，都存在诸多的科学和技术难题。本书所介绍的数值模拟方法为揭示爆炸对人体损伤的作用机理，设计优化相应防护措施提供了一个有效的研究手段。

1.2 爆炸对人体损伤的研究对象和目的

广义地讲，爆炸是物质系统的一种极为迅速的物理的或化学的能量释放或转化并伴有强烈机械效应的过程，是系统蕴藏的或形成的大量能量在有限的体积和极短的时间内，骤然释放或转化的现象。在这种释放过程中，系统的能量将转化为机械功、光和热辐射等。

发生爆炸事故，就会产生巨大的破坏作用，爆炸发生破坏作用的根本原因是构成爆炸的体系内存有高压气体或在爆炸瞬间生成的高温、高压气体。

爆炸装置爆炸是常见的爆炸事故，主要靠炸药爆炸瞬间产生的空气冲击波、破片杀伤目标。当爆炸装置为软包装时，爆炸装置主要靠产生的冲击波杀伤目标；当爆炸装置为硬包装时，爆炸装置主要靠产生的冲击波和破片两种作用杀伤目标。

冲击波是一种强烈的压缩波，其致伤作用是军事和灾害医学的重要研究方向之一。目前，国际上不少创伤医学和力学研究机构建立了多种动物模型和其他替代模型，广泛研究了冲击波的致伤作用。不少机构采用动物作为实验对象，根据动物实验数据推断人类对冲击波的防御能力，也取得了不少成果。

破片对人体的损伤主要是由破片释放的动能造成的，破片侵入人体的过程中，可损失其部分或全部动能，并将损失的能量传递给人体组织，最终导致破片速度、姿态、形状和温度的改变以及人体组织器官的各种创伤效应。破片对人体的损伤主要表现在破片的贯通性损伤作用、瞬时空腔效应、远达效应和压力波的致伤作用。

通过冲击波、破片及冲击波与破片联合对人体损伤的理论分析、实验和数值模拟等研究，认识爆炸冲击波及破片对人体的损伤机理，一方面为人体安全防护工程奠定理论基础和应用技术，另一方面为武器的研究、设计、实验等，提供更科学的指导。

1.3 爆炸对人体损伤的研究现状

爆炸冲击波损伤及人员防护调查研究工作开始于第一次世界大战，完善于第二次世界大战，成形于 20 世纪后半叶。爆炸破片损伤及人员防护认识起源于 19 世纪末。

1.3.1 冲击波对人体的损伤

1.3.1.1 直接损伤

国内外学者深入研究了冲击波对生物的损伤效应，在冲击波损伤规律、损伤机理、生物的伤情特点等方面取得了重要的研究成果。

早在第一次世界大战时，人们就已经意识到冲击波会造成人体内伤，但尚不清楚内伤产生的原因。第二次世界大战期间，美国和瑞典等国先后开展了冲击波致伤理论的研究，对冲击波损伤效应有了初步认识。20 世纪50 年代，美国开始对冲击伤进行较为系统的研究，成为冲击伤实质性研究的开始。1968 年，Bowen 等基于大量动物实验数据建立起冲击波损伤病理学数据库，绘制出了预测肺损伤的 Bowen 损伤曲线。接着 Bass、Gruss 和Voort 等基于大量动物实验数据和模拟数据对 Bowen 损伤曲线进行了修正，绘制出修正 Bowen 损伤曲线。Stuhmiller 等建立了冲击波对人体肺脏的损伤评估模型，并以冲击波对肺脏做功为损伤程度评价指标，开发出损伤评估软件——INJURY。Jönsson 等提出胸壁最大变形速度是预测肺损伤的关键参数，得到肺脏轻伤阈值为 5 m/s，重伤阈值为 10 m/s。Johnson 和Yelverton 等提出用胸壁最大向内运动速度来进行损伤评估，临界损伤速度为 3 ~ 4.5 m/s，1% 致命损伤速度为 8 ~ 12 m/s，50% 致命损伤速度为 12 ~17 m/s。Axelsson 等基于 Johnson 和 Yelverton 等的研究基础，建立了冲击波创伤效应与冲击波之间的联系，并对胸壁运动速度的界定进行了修正，得出胸壁运动速度与 ASII（Adjusted Severity of Injury Index）创伤评分之间的关系。D'Yachenko 等开发出冲击波在肺组织中传播的线性模型，确定了冲击波参数与肺水肿之间的关系。Lashkari 等采用数值模拟方法研究了爆炸特征和身体取向等因素对人体损伤程度的影响，发现身体呈 45°角时，人体的损伤程度最低。Lichtenberger 等基于数值模拟得出胸腔周围压力场和胸腔内应力场的分布情况，并提出冲击波超压损伤准则。法国滑铁卢大学的研究人员先后研究了爆炸冲击波造成的肺损伤，提出冲击波损伤准则的适用条件。Richmond 等给出了体重 70 kg 的人员在不同冲击波正压持续时间下的不同死亡率所对应的冲击波超压阈值。

20 世纪 50 年代，我国陆续开展冲击伤的研究。王正国等先后研究了冲击伤的发生情况、病理情况、致伤机理、诊断治疗和个体防护等内容，并于 1983 年出版国际上第一部冲击波损伤的研究专著《冲击伤》，填补了我国冲击伤研究的空白，奠定了冲击伤研究的基础。周杰等模拟了平面冲击波对人体躯干的损伤过程，建立了用于评估爆炸冲击波肺损伤的人体胸部动力学模型。康建毅等采用动物实验和数值模拟方法研究了复杂冲击波对生物的损伤规律，建立了复杂爆炸环境下的冲击波损伤准则。秦俊华基于爆炸冲击波对人体的创伤评估理论，开发出爆炸冲击波对人体的创伤效应评估软件。高明德根据头部损伤准则（Head Injury Criterion，HIC）研究了爆炸冲击波对 Hybrid III 50th 假人有限元模型（LSTC 公司开发）的损伤情况。王新颖等基于爆炸冲击波对羊的毁伤实验，获得爆炸冲击波作用下羊的超压 – 冲量损伤曲线及其表达式。陈渝基于人体胸部模型，研究了爆炸冲击载荷下人体胸部的力学响应。杨春霞模拟了爆炸冲击波对羊肺脏的损伤过程，并通过动物实验验证了有限元模型的有效性。

冲击波对动物损伤效应的实验研究虽然能通过解剖动物尸体推测冲击波的损伤机理，但无法描述冲击波在生物体内的传播过程，对于生物体内各种器官组织对冲击波的响应的研究更是有限。由于物种及个体的差异性，基于动物实验得到的冲击波损伤准则无法准确评估冲击波对人体的损伤，不同损伤准则具有非常明显的差异性。假人实验可以在一定程度上反映冲击波对人体的物理损伤，但无法反映生理指标的变化，很难直接评判损伤严重程度。此外，由于假人模型价格昂贵、易损坏，很难在毁伤性实验中大规模使用。

1.3.1.2 后钝性损伤

防爆服是一种用于防护爆炸冲击波对人体伤害的装备，主要用于爆炸环境中人员的防护。当冲击波作用于穿防爆服的人体后，人体在冲击波和防爆服的双重冲击作用下而出现的损伤即为防爆服后钝性损伤（Behind Explosion – proof Blunt Trauma，BEBT）。防爆服后钝性损伤产生的原因有：冲击波可能透过防爆服直达内脏，造成人体内脏破裂出血和七窍流血等损伤；防爆服与人体之间存在一定的间隙，其中的空气会受到强烈压缩作用而产生高压，从而对人体造成损伤；防爆服对人体强烈的冲击作用而造成损伤。

防爆服按照防爆材料的不同可以分为软质防爆服和硬质防爆服。软质防爆服具有抗高压、耐高温、舒适性好、不产生二次破片、不影响人员活动等优点，广泛应用于爆炸冲击波的防护，但其防爆效果不及硬质防爆服，且容易造成严重的防爆服后钝性损伤。硬质防爆服能够有效降低破片、冲击波和高温对人体的伤害，防护区域大，但其重量大、舒适性差，会影响人员的行动。防爆服保护人体免受冲击波伤害的前提是防爆服变形不能过大，如果产生较大变形，则人体内脏必然受到严重损伤。因此，易变形的软质防爆服无法有效降低冲击波对人体的损伤，反而会呈现出加重人体损伤的趋势。

目前还没有统一的标准来检测防爆服的防护性能，常用的检测方法是基于防爆服前后的冲击波能量梯度获得防爆服对冲击波能量的衰减率，从而判定防爆服的防爆性能。但该检测方法忽略了透过防爆服的冲击波对人体的损伤，以及防爆服对人体的冲击损伤。因此，该方法只适合检测防爆服对冲击波的防护能力，而不适用于评价防爆服对人体的防护效果。

早在 20 世纪 70 年代，就有人将石膏和塑料用于个体防护，尽管能有效衰减冲击波，但对人体的防护效果不佳，且很难应用于实际防护。20 世纪 80 年代，泡沫材料也被用于个体防护，但其防护效果也不佳。1986 年，Phillips 发现在爆炸环境中穿软质防爆服将会增加发病率和死亡率。后来，Phillips 等以凯夫拉（Kevlar）纤维为防爆材料，对两组（各 6 只）穿防爆服和不穿防爆服的绵羊进行爆炸毁伤实验，发现不穿防爆服的绵羊有 2 只死亡，而穿防爆服的绵羊中有 5 只死亡，因而得出软质防爆服不仅起不到防护作用，反而会加重肺损伤的结论。因此，他提出需要在软质防爆服与人体之间设置一层缓冲层，用于削弱冲击波对人体的钝性冲击作用。Thom 研究了防爆材料对原发性冲击伤的影响，发现软质防爆材料（纤维）有加重肺损伤的趋势，而软硬复合防爆材料（纤维＋陶瓷）起到了较好的防护效果。Rodríguez – Millán 等研究了爆炸冲击作用下戴防爆头盔的人体头部的力学响应，发现仅对局部区域防护的防爆装备不足以减轻爆炸性脑损伤，而完整的防爆装备可将颅内压降低 5 倍，并确保头骨不发生骨折。

1.3.2　破片对人体的损伤

1.3.2.1　直接损伤

人类对破片伤的认识始于 19 世纪末，但由于技术条件的限制，并不清楚其致伤原理。1899 年，Bircher 指出铅球破片（质量为 12.5 g、直径为 12.5 mm）对人体产生致命杀伤的临界速度为 100 m/s（动能为 62 J），而速度为 50 m/s（动能为 15 J）的破片只能擦伤皮肤而无法伤及骨骼，从而提出了破片动能杀伤判据。1907 年，Journée 提出不同直径的铅球穿透皮肤所需的碰撞速度均在 50 m/s 以上，并且与铅球大小和能量无关。1935 年，Callender 等对步枪弹的致伤机制进行了研究，奠定了 "创伤弹道学" 研究的理论基础。1956 年，Allen 与 Sperrazza 提出了著名的 A – S 杀伤判据，以人员在规定时间内丧失战斗力的概率来反映破片对人体的损伤。由美国陆军部出版的《Wound Ballistics》，对实验研究和战伤资料进行了系统介绍。Sperrazza 等提出不同直径的子弹穿透皮肤所需的弹道极限速度需在 50 m/s 以上，侵入肌肉 2 ~ 3 cm 的弹道极限速度为 70 m/s，并指出子弹穿透皮肤的临界速度取决于弹头的断面比重。Wagner 和 Mattoo 基于实验研究提出穿透皮肤的临界比动能为 10 ~ 15 J/cm^2，并发现破片穿透皮肤受到的阻力要比穿透同样厚度肌肉的阻力大 40% 左右。Kneubuehl 编写的《Wound ballistics：basics and applications》详细介绍了创伤弹道学相关理论技术。在骨骼破片伤的研究方面，Amato 提出枪弹穿透骨骼的临界速度为 65 m/s。Zhen 等采用数值模拟方法研究了手枪弹入射角和速度对人体下颌骨的损伤过程。Huelke 等基于钢球对新鲜人股骨的射击实验，获得钢球对骨骼的致伤机理。Mota 等建立了人体颅骨模型，并分析了火器伤的致伤机理。

20 世纪 70 年代，我国陆军军医大学率先开展了创伤弹道学实验研究，成为我国创伤弹道学领域研究的开始。1985 年，刘荫秋等编著的《创伤弹道学概论》对破片致伤原理及特点进行了阐述，奠定了我国创伤弹道学研究的基础。贾骏麒等研究了高速破片对长白猪颞下颌关节损伤的生物力学机制，并分析了柱形破片速度和长径比对损伤的影响。许川等分析了由爆炸产生的破片对人体的损伤机制和损伤特点。卢海涛等研究了低速钢球对人体模拟靶标的损伤，建立了钢质球形破片对皮肤冲击速度与剩余速度的关系式。陈渝斌等建立了猪下颌骨火器伤有限元模型，分析了破片速度、形状及质量等因素对骨骼损伤的影响。王敬夫等模拟了破片对猪下颌软硬复合组织的损伤过程，并对有限元模型的有效性进行了验证。张金洋建立了包含人体主要组织器官的几何模型，分析了人体丧失战斗力的影响因素、人体损伤以及失能的评判标准和方法，并开发出人体易损性评估程序。王俊红研究了小破片对生物目标的损伤效应和失能效应，并分析了创伤和失能效应的主要影响因素。雷涛模拟了 7.62 mm 手枪弹对猪下颌骨致伤的动态过程，展示出骨骼碎片飞溅和骨折情况。

1.3.2.2 后钝性损伤

防弹衣是一种用于防护枪弹或破片对人体伤害的装备，主要是通过防弹材料消释弹头的动能或将弹体破碎后形成的破片弹开，从而达到防弹的目的，对于减少军人和警察的伤亡起着非常重要的防护作用。虽然防弹衣的使用能够有效减少枪弹或破片造成的贯穿性损伤，并阻挡枪弹或破片穿透人体组织，但仍有部分能量会通过防弹衣传递给人体，造成胸腹部组织器官的后钝性损伤，甚至远达脑损伤，这种非贯穿性损伤现象称为防弹衣后钝性损伤（Behind Armor Blunt Trauma，BABT）。据报道，美国士兵中就曾出现由于防弹衣后钝性损伤而导致死亡的案例，虽然子弹没有击穿防弹衣，却震碎了 5 根肋骨，肋骨碎片插入心脏导致其死亡。有些时候，穿防弹衣导致的后钝性损伤的致命概率反而更高。

根据防弹材料的不同，防弹衣可以分为软质防弹衣、硬质防弹衣和软硬复合防弹衣。软质防弹衣具有柔软、轻质和舒适等优点，但被手枪弹击中后的变形较大，造成的防弹衣后钝性损伤也比较严重。硬质防弹衣具有较好的防弹和抗非贯穿性损伤性能，但具有坚硬、笨重、不舒适、易产生二次破片等缺点。相对于单一材料的防弹衣，软硬复合防弹衣兼具软质防弹衣和硬质防弹衣的优点，具有更好的抗侵彻和抗非贯穿性损伤性能。根据 GA 141—2010《警用防弹衣》标准，防弹衣具有有效防弹性能的标准为：在手枪弹有效击中情况下，防弹衣能阻断弹头，且背衬材料（如胶泥）的最大凹陷深度不超过 25 mm。NIJ – 0101. 06《Ballistic Resistance of Body Armor》的凹陷深度标准为 44 mm。由于没有考虑压力波和能量传递对人体损伤的影响，该评价方法无法考虑人体穿防弹衣后的损伤情况，只能用于评价防弹衣的防弹性能，因而难以合理评价防弹衣对人体的防护性能。

防弹衣后钝性损伤的研究由来已久，国内外学者也对其进行了大量研究。1969 年，Shepard 等报道了首例防弹衣后钝性肺损伤的案例，开启了防弹衣后钝性损伤的研究。Roberts 开发出人体躯干有限元模型，先后模拟了手枪弹对人体躯干的钝性损伤过程，并通过假人实验验证了有限元模型的有效性，开创了该领域数值模拟研究的先河。Kang 等研究了非穿透性弹道冲击下，软质防弹衣内部的应力场分布，以及皮肤、骨骼和器官的力学响应。Kunz 等研究了由防弹衣后钝性损伤引起的心脏损伤，并分析了心脏内压力波的形成及传播过程。Cannon 发现手枪弹击中防弹衣后，除了造成胸部钝挫伤，还可能造成间接脑损伤。Carr 等使用系统评价方法对可公开获取的文献进行分析，将后钝性损伤及其严重程度进行了归类。Jolly 等研究了弹丸击中防弹衣后，人体胸部有限元模型的生物力学响应。董萍研究了软质防弹衣在手枪弹非贯穿弹道侵彻作用下的破坏形态，得到了皮肤、骨骼和内脏器官应力场和压力场的演化规律。刘海基于动物实验和数值模拟研究，首次揭示了手枪弹对人体胸部钝性冲击作用而导致间接脑损伤的机制，并提出胸部与脑部之间的力学传导途径，即：血液与血管、椎骨、皮下组织。张启宽研究了步枪弹对人体躯干的钝性冲击作用，得到组织器官压力场和应力场的分布及演化规律。

1.3.3　冲击波和破片对人体的联合损伤

冲击波和破片是爆炸性武器造成人体损伤的主要因素。当爆炸发生后，由于冲击波和破片初速度及速度衰减率的不同，冲击波和破片作用于目标的先后顺序会随目标距爆源距离的变化而变化。在近距离处，冲击波先作用于目标；在某一特定位置，冲击波和破片同时作用于目标；在远距离处，破片先作用于目标。因此，冲击波和破片对人体的联合损伤效应会受到冲击波和破片作用次序的影响。

20 世纪 90 年代，人们已经意识到冲击波和破片对目标的联合损伤要大于单独损伤。针对冲击波和破片的联合损伤，国内外学者开展了大量的研究，但多数研究是针对结构的毁伤，以动物和人体为目标的研究非常少。

Leppänen 等通过实验和数值模拟方法研究了冲击波和破片对混凝土的单独毁伤和联合毁伤，发现冲击波和破片对混凝土的联合毁伤程度大于单独毁伤程度。Nyström 等的研究也得到冲击波和破片的联合毁伤程度大于两者单独毁伤作用的结论。刘刚研究了破片和冲击波对直升机结构的联合毁伤过程，分析了破片和冲击波相遇位置的影响因素及其影响规律，得出冲击波和破片在距爆心 12.6 倍装药直径处相遇，并且破片和冲击波的联合毁伤程度大于破片和冲击波单独毁伤之和。董秋阳等利用 LS - DYNA 软件分析了破片和冲击波对靶板的联合毁伤过程，提出以时间差模拟破片和冲击波对目标的先后作用次序。杨志焕等研究了冲击伤复合破片伤对动物的致伤特点，发现破片具有加重肺冲击伤的作用。王昭领建立了颌面部破片与冲击波复合致伤模型，分析了复合致伤的特点与致伤机制。

1.3.4　人体有限元模型

人体模型的研发起源于汽车安全性测试领域。20 世纪 30 年代，随着汽车事故死亡率的日益增加，汽车安全问题开始成为关注焦点，人们试图通过汽车安全性测试来提高汽车的安全性能。早期测试通常用动物或尸体代替人体，受伦理道德限制，存在实验成本高、测试效果不佳、精度差、实验对象受限等缺点。但是汽车安全性测试是汽车出厂的必要条件，定型前必须进行安全性测试。正是在这样的背景下，假人模型应运而生，其研发历程如表 1.1 所示。

表 1.1　假人模型的研发历程

1949 年	美国 Sierra 公司研制出世界上第一个碰撞测试假人——Sierra Sam
1950 年	美国 ARL 公司研制用于航空领域的假人——VIP 50th
1971 年	美国 ARL 公司和 Sierra 公司联合开发出 Hybrid Ⅰ假人

续表

1972 年	美国 FTSS 公司对 Hybrid Ⅰ假人进行升级改造后研发出 Hybrid Ⅱ假人，被美国政府定为汽车碰撞实验标准假人
1973 年	美国道路交通安全局（NHTSA）和通用汽车公司（GM）改进了 Hybrid Ⅱ假人，联合研发出具备一定生物逼真度的 Hybrid Ⅱ 50th 标准假人
1976 年	美国 GM 公司开发出生物逼真度更精确的 Hybrid Ⅲ 50th 假人，随后又相继开发出 Hybrid Ⅲ 5th 假人和 Hybrid Ⅲ 50th 假人，成为世界上应用最广泛的假人模型

在广泛应用假人模型的同时，人们也意识到假人模型普遍存在价格昂贵、易损坏、应用领域受限等缺点。而随着计算机仿真技术的兴起，人体仿真技术开始进入人们的视线。1970 年，Roberts 和 Chen 开发出世界上第一个人体胸部有限元模型，奠定了人体数值模拟研究的基础，但由于技术和条件的限制，该模型过于简单。随着计算机技术和数值模拟技术的飞速发展，生物逼真度更高、组织器官更为完善的人体模型相继被开发出来，为人体研究提供了可行的方法，填补了人体实验研究的空白，同时也降低了实验成本。1977 年，Sundaram 等建立了两个弹性材料的胸部有限元模型，一个由胸骨、肋骨、肋软骨、脊柱和脊椎等骨骼组成，另一个由肌肉和内脏器官等软组织组成。1988 年，Stuhmiller 等构建出更为复杂的人体胸部有限元模型，用于评估爆炸冲击波对人体的损伤。Plank 先后于 1991 年和 1994 年建立了 50 百分位（50th）人体胸部有限元模型，并用 LS - DYNA 软件进行了数值模拟研究，但该模型只对胸骨、肋骨、软骨、脊柱和肌肉进行单独建模，而内脏器官并未独立建模。1997 年，Wang 等建立了包括肌肉、骨骼和内脏器官的 50 百分位人体胸部有限元模型，将其用于汽车侧面碰撞问题的研究。其中，肺脏和心脏采用非线性材料，其他组织器官采用弹性材料。2002 年，日本 TOYOTA 公司设计出 THUMS（Total Human Model for Safety）人体有限元模型，并进行了多次改进和验证，目前已经发展到第五代，其具有较高的生物逼真度，可以较好地反映碰撞时人体的动态响应，如图 1.1 所示。2006 年，由欧美 20 多家汽车制造商和研究机构组成的"全球人体模型联盟"（Global Human Body Models Consortium, GHBMC）联合开发出高生物逼真度的人体有限元模型，以用于更加精准和细致的汽车碰撞模拟研究，如图 1.2 所示。2007 年，LSTC 公司和华盛顿

大学联合开发出 Hybrid Ⅲ 50th 男性假人有限元模型，随后又开发出 Hybrid
Ⅲ 5th 女性、Hybrid Ⅲ 95th 男性和 Hybrid 6 岁儿童假人有限元模型，但该
模型网格过于粗糙、细节不够精确。荷兰 TNO 公司建立了 Madymo 多刚体
假人有限元模型，但该模型并不是实体有限元模型。应用最广泛的 Hybrid
Ⅲ 50th 人体有限元模型是由美国 FTSS 公司建立的，该人体有限元模型与
实验假人模型具有相同的响应特性，仿真度较高，如图 1.3 所示。Roberts
等建立了包括皮肤、肌肉、胸骨、肋骨、肋软骨、脊柱、心脏、肺脏、肝
脏和胃的人体躯干有限元模型。

图 1.1　THUMS 假人模型

图 1.2　GHBMC 假人模型

图 1.3　Hybrid 假人模型

国内各研究领域用到的人体有限元模型往往是利用上述公司开发的或基于数字图像处理技术建立的，如湖南大学、华南理工大学和重庆理工大学等单位开展的汽车领域的相关研究，大多都是采用 Hybrid、THUMS 或 GHBMC 人体有限元模型。虽然这些人体有限元模型具有较高的生物逼真度，但都是基于汽车安全性测试而开发的，其结构特征和网格信息不易改变，并且价格非常昂贵。重庆大学、南京理工大学和陆军军医大学相继建立了较为完整的人体躯干有限元模型，但只包含了少数的组织器官，并对部分组织器官模型进行了大量简化。

1.4 爆炸对人体损伤的研究方法

与其他应用科学相似，爆炸对人体损伤的研究方法概括起来有三种，即理论分析、实验研究和数值模拟。由于爆炸过程的特殊性及伦理道德，爆炸对人体损伤的研究越来越倚重数值模拟方法。

1.4.1 理论分析

运用基本概念以及成熟的物理学、化学、力学和医学等基本定律，在一定的简化和约定条件下，将爆炸及其作用的物理过程描述为由若干数学方程和初始与边界条件构成的数学模型，再运用数学工具进行求解分析，或者根据实验结果和人体损伤统计直接进行工程拟合，得到一些基本理论，再用于指导工程实践或实验测试。由于爆炸对人体的损伤过程非常复杂，且速度快、不可逆、有突变，对其进行精确的描述和理论求解十分困难。因此，爆炸对人体损伤的描述有赖于替代物实验观察和数值模拟。

1.4.2 实验研究

实验研究多集中于战伤和事故统计分析、仿生材料实验研究、动物或假人实验研究等方面，对爆炸人体损伤的研究起到了重要作用，但存在诸多严重局限性。因为研究对象的特殊性，受伦理道德限制，爆炸对人体损伤的实验研究只能使用替代物。实验测试是既耗时又昂贵的研究。实验过程不仅存在严重的危险隐患，还会出现很多不可预见的状况，为了得到一个有效的数据，往往需要进行多次重复实验。此外，由于测试仪器和测试条件的限制，实验往往只能表征初始状态和最终结果，很难直观地观测到现象发生的中间过程中的一些机理现象，因而也无法帮助研究人员了解问题的实质。

1.4.3　数值模拟

数值模拟也称为计算机模拟，即通过建立数值模型，结合有限元或有限体积等方法，利用数值计算和图像显示技术，对于虚拟的物理和工程过程进行数值再现。

数值模拟软件工具的出现为爆炸和冲击等高速瞬态现象的研究提供了一种新的途径，通过对系统的守恒控制方程、材料本构和状态方程联立求解，可对复杂场景中系统作用全过程进行模拟和观测，比理论分析具有更广泛的应用范围。其主要优点是不受研究对象几何尺寸的限制，且可以考虑高度非线性。其缺点是处理从简单和特定的问题到复杂和一般问题的过程中通常需要处理大量数据。

数值模拟作为一种综合应用计算力学、计算数学、信息科学等相关科学与技术的综合工程技术，是支持工程技术人员进行创新研究和创新设计的重要工具和手段。它对教学、科研、设计、生产、管理和决策等都有重大的应用价值，为此世界各国均投入了相当的人力和物力进行研究。其重要性体现在以下几个方面。

从广义上讲，数值模拟本身就可以看作一种基本实验。实际上就是通过数值方法得到包含很多线性与非线性偏微分方程、积分方程和代数方程的耦合方程组在初始条件和边界条件下的特定解。利用解析方法求解爆炸力学问题是非常困难的，一般只能考虑一些很简单的问题。利用实验方法不仅费用昂贵，还只能表征初始状态和最终状态，中间过程无法得知，因而也无法帮助研究人员了解问题的实质。而数值模拟在某种意义上比理论与实验对问题的认识更为深刻、更为细致，不仅可以得到过程终态，而且可得到系统的瞬态演化过程，获取整体与局部的演化细节，同时可以高效地进行系统参数化研究。

数值模拟可以直观地显示目前还不易观测到的、说不清楚的一些现象，容易被人理解和分析。除此之外，还可以显示实验很难观测到的发生在结构内部的物理现象。同时，数值模拟可以替代一些伦理道德不允许、危险的、昂贵的和难以实施的实验，如破片对人体的损伤、反应堆的爆炸事故、核爆炸的过程与效应等。

数值模拟可以促进实验技术的发展。爆炸实验费用极其昂贵，并且存在一定的危险性，应用数值模拟可对实验方案的科学制定、实验过程中测点的最佳布置、测量仪器的参数确定提供更可靠的理论指导。因此数值模拟不仅具有成本和效率上的优势，而且可以促进理论、实验研究。

总之，数值模拟已经与理论分析、实验研究一起成为科学技术探索的三个相互依存、不可缺少的手段。数值模拟必须与实验相结合，数值模拟结果的正确性必须以描述出正确的物理现象为基础，需要理论和实验研究支持。数值模拟不能代替实验，但可减少实验数量。特别是在方案论证阶段，可进行多方案的相对比较，优化筛选方案。

有限元法是一个具有 60 年发展历史且比较成熟的计算机模拟方法，在工程机械领域运用非常广泛，已成为计算机模拟技术中使用最为广泛的方法之一。有限元技术在医学领域的应用也有 40 年的历史，得到了广泛的应用，已成为进行生物力学分析的常用方法之一。

由于生物系统的复杂性，动物实验数据采集困难，实验精确性、重复性差，因而很难满足生物力学研究的要求。有限元对复杂几何构形的适应性强，并可根据实际情况改变载荷和边界条件，对于边界条件和结构形状都不规则的复杂力学问题，有限元方法是一种行之有效的现代分析方法。因此，对生物力学进行有限元数值模拟就成为深化对人体认识的一种有效手段。在医学领域，有限元建模的常用方法是通过 CT、MRI、磨片等方法获得生物体图像数据，用 MIMICS、AMIRA 及 UG/Imageware 软件平台等为代表的逆向工程软件提取图像数据并转化为有限元软件可以识别的数据文件，重建几何相似程度很高的生物体三维有限元模型。

由于爆炸作用于人体的复杂性，必须应用新的实验和计算方法了解爆炸如何穿透肌体，与脑组织和含气器官如何相互作用，生理上的损伤如何形成，如何设计个人防护。早期的研究几乎完全依赖尸体、动物和物理"模型"。传感装置假人内置模拟人体解剖结构中的器官用于研究爆炸和汽车碰撞；兔子和猪等动物也用于研究肺部、脑部和其他器官的爆炸伤。遗憾的是，物理模拟人或合成材料制作的"尸体"不具有生物反应性，除了提供机械反应力，无法为爆炸负荷提供重要的生理反应。动物模型的解剖学与人类大不相同，但可以提供潜在治疗损伤的病理生理和观点，但其反应往往不同于人类，结果从动物过渡到人类往往充满挑战和困难。然而，物理和动物模型都可为人体损伤生物力学和生理损伤的计算模型的数据提供适宜的生物力学和生理指标的校准及先进验证。

　　计算模拟爆炸损伤是非常困难的，因为涉及的学科范围广（气体动力学、结构力学、生物力学、生理学、病理学、生物学、生物化学等），时间尺度（从微秒至数天）和空间范围（从小肺泡尺度到几百米）跨越数个量级。可以想象，计算模型潜在需求巨大，亟待需要各学科研究人员重视起来。

第 2 章

爆炸及其作用

2.1 爆炸分类

爆炸可以由不同的原因引起，但不管是何种原因引起的爆炸，归根结底必须具有一定的能量。按照能量的来源，爆炸可分为三类：物理爆炸、化学爆炸和核爆炸等。

2.1.1 物理爆炸

物理爆炸是由物理变化（温度、体积和压力等因素）引起的，在爆炸的前后，爆炸物质的性质及化学成分均不改变。

锅炉爆炸是典型的物理爆炸，其原因是过热的水迅速蒸发出大量蒸汽，使蒸汽压力不断提高，当压力超过锅炉的极限强度时，就会发生爆炸。又如，氧气钢瓶受热升温，引起气体压力增高，当压力超过钢瓶的极限强度时即发生爆炸。发生物理性爆炸时，气体或蒸汽等介质潜藏的能量在瞬间释放出来，会造成巨大的破坏和伤害。上述这些物理性爆炸是蒸汽和气体膨胀力作用的瞬时表现，它们的破坏性取决于蒸汽或气体的压力。强火花放电（闪电）或高压电流通过细金属丝所引起的爆炸现象，也是一种物理爆炸现象。这时的能源是电能，强放电时，能量在 $10^{-6} \sim 10^{-7}$ s 内释放出来，使放电区达到巨大的能量密度和数万度的高温，因而导致放电区的空气压力急剧升高，并在周围形成很强的冲击波。金属丝爆炸时，温度高达2万多摄氏度，金属迅速化为气态引起爆炸。物体的高速撞击（陨石落地、高速火箭撞击目标等）、水的大量骤然激化等引起的爆炸都属于物理爆炸。

2.1.2 化学爆炸

化学爆炸是由化学变化造成的，物质在极短的时间内完成化学反应，生成其他物质，同时产生大量气体和能量。化学爆炸的物质不论是可燃物质与空气的混合物，还是爆炸性物质（如炸药），都是一种相对不稳定的系统，在外界一定强度的能量作用下，能产生剧烈的放热反应，产生高温高压和冲击波，从而引起强烈的破坏作用。爆炸性物品的爆炸与气体混合物的爆炸有下列异同。

（1）爆炸的反应速度非常快。爆炸反应一般在 $10^{-5} \sim 10^{-6}$ s 完成，爆炸传播速度（简称爆速）一般在 2 000 ~ 9 000 m/s。由于反应速度极快，瞬间释放出的能量来不及散失而高度集中，所以具有极大的破坏作用。气体混合物爆炸时的反应速度比爆炸性物品的爆炸速度要慢得多，数百分之一至数十秒内完成，所以爆炸功率要小得多。

（2）反应放出大量的热。爆炸时反应热一般为 2 900 ~ 6 300 kJ/kg，可产生 2 400 ~ 3 400 ℃ 的高温。气态产物依靠反应热被加热到数千摄氏度，压力可达数万兆帕，能量最后转化为机械功，使周围介质受到压缩或破坏。气体混合物爆炸后，也有大量热量产生，但温度很少超过 1 000 ℃。

（3）反应生成大量的气体产物。1 kg 炸药爆炸时能产生 700 ~ 1 000 L 气体，由于反应热的作用，气体急剧膨胀，但又处于压缩状态，数万兆帕压力形成强大的冲击波使周围介质受到严重破坏。气体混合物爆炸虽然也放出气体产物，但是相对来说气体量要少，而且因爆炸速度较慢，压力很少超过 2 MPa。

化学爆炸按爆炸时的化学变化不同又可分为简单爆炸、分解爆炸和燃爆性混合物的爆炸三类。

化学爆炸按反应相的不同可分为气相爆炸、液相爆炸、固相爆炸和混合相爆炸四类。

2.1.3　核爆炸

核爆炸是剧烈核反应中能量迅速释放的结果，可能是由核裂变、核聚变或者是这两者的多级串联组合所引发。

核爆炸反应释放的能量比炸药爆炸时放出的化学能大得多，核爆炸中心温度可达到 10^7 K，压力可达 10^{15} Pa 以上，同时产生极强的冲击波、光辐射和粒子的贯穿辐射等，比炸药爆炸具有更大的破坏力。化学爆炸和核爆炸都是在微秒量级的时间内完成。

爆炸使爆炸点及其周围压力急剧升高，由于周围空气初始的大气压远远小于爆炸所产生的压力，所以周围的空气会急剧压缩，此时，密度和压强都会有跳跃式的升高，会立刻迫使空气离开它原来的位置，在空气的前沿产生一个压缩状态的空气层，其压力、密度和速度等参数发生急剧变化产生陡立的波阵面即冲击波，形成非周期性的脉冲，并以超声速传播，对生物和建筑造成巨大的伤害。

化学爆炸是接触最多，应用最广，生产实践、战争和恐怖活动等对人体损伤最多的爆炸。后续谈到的爆炸如没有特殊说明，则指的是化学爆炸。

2.2　爆炸的特征及对人体的损伤类型

2.2.1　爆炸特征

爆炸体系和它周围的介质之间发生急剧的压力突变是爆炸的最重要特征，这种压力差的急剧变化是产生爆炸破坏作用的直接原因。

一般爆炸现象具有下列特征：爆炸过程高速进行；爆炸点附近压力急剧升高，伴有温度升高；发出或大或小的响声；周围介质发生震动或邻近的物质遭到破坏。

爆炸最主要的特征是爆炸点及其周围压力急剧升高，是造成事故的主要原因之一。

爆炸产生冲击波，冲击波在空气中运动形成了类似双层球形的两个区域，外层为压缩区，内层为稀疏区。压缩区内，因空气受到压缩，故压力超过正常大气压，同时空气向前流动。超过正常大气压的那部分压力称为超压，空气流动所产生的冲击压力称为动压。波阵面上的超压和动压最大，分别称为超压峰值和动压峰值。压缩区通过作用点（如人体）所持续的时间，称为正压作用时间，单位为毫秒或秒。冲击波对人体的杀伤，主要是正压作用时间内超压和动压作用的结果。

在稀疏区内，空气稀薄，低于正常大气压，空气向相反方向（向爆心一侧）流动。低于正常大气压的那部分压力称为冲击波的负压，最大负压称为负压峰值，稀疏区通过某一点所持续的时间为负压作用时间。稀疏区内，因空气流速较小，故动压很小，一般负压的破坏作用较超压和动压小得多。

冲击波到达某一点时，该点的空气因突然受到压缩而瞬间到达最大值，同时空气向前迅速运动。波阵面通过该点后，空气压力和流速均逐渐降低，当压缩区尾部经过该点时，空气压力已降至正常大气压，空气停止流动。紧接着稀疏区通过该点，空气压力此时降至正常大气压之下，形成负压，同时空气向爆心侧流动。当稀疏区通过该点后，该点的空气恢复正常。

起初冲击波以极高的速度向四周传播，随着传播距离的增加，波阵面的压力值迅速下降。当其速度降至声速时，冲击波就变成了声波。

2.2.2 爆炸损伤类型

爆炸损伤依据其发生机制分为第一、二、三和四级。

1. 第一级爆炸伤（冲击伤）

冲击伤是冲击波作用于人体的直接结果，典型特征为冲击波作用于人体表面组织和空腔器官，导致组织和生理上的改变。外在损伤形态不典型，尤其以肺爆炸伤伤害最为严重。

冲击波作用于人体表面产生的压力差使体表迅速加速移动，导致剪切压力波通过体表传播。损伤机理很可能是组织压力导致的机械性衰竭所致损伤或功能不可逆。冲击波可直接导致组织损伤并作用于含气组织，如耳、胃肠和肺等。

鼓膜是爆炸后最易受损伤的身体结构，鼓膜破裂可在相对低压下发生，受伤者表现为耳痛、耳内出血、耳鸣、听力丧失和耳漏等。大多数鼓膜爆炸性破裂可自然痊愈。

腹部爆炸冲击伤包括挫伤、出血、肠穿孔和缺血，根据具体损伤可能出现延迟。受伤者可出现腹痛、恶心、呕吐、腹泻和直肠出血。

肺爆炸冲击伤是冲击波作用于胸部的结果，亦为爆炸现场及最初的幸存者中致死的重要原因。肺爆炸冲击伤包括肺挫伤、出血、肺泡水肿和血管损伤，可能由于组织表面密度不同，形成的压力亦不同，可造成气胸、血胸、支气管瘘、肺泡性肺静脉瘘致空气栓塞、脂肪栓塞和其他胸部损伤。受伤者表现为胸痛、咯血、呼吸困难、咳嗽、呼吸急促、低通气、呼吸暂停和缺氧等。

2. 第二级爆炸伤（破片伤）

破片伤泛指子弹和爆炸物破片击中受害者造成穿透伤和钝挫伤，可导致撕裂伤、骨折和挫伤等。主要影响因素为抛射物的速度、质量、大小、形状组成和密度以及抛射物撞击的人体的特定部位的性质。

3. 第三级爆炸伤

爆炸冲击波动压对人体直接撞击和作用于人体后，可使人员发生位移或被抛掷至空中再摔向地面而造成各种损伤，即爆炸风（大量高热气体）冲击肌体导致骨折、创伤性肢体断离、闭合或开放性颅脑损伤和其他钝器伤或穿透伤，如突然加速或减速作用导致受害者身体位移的结果，爆炸引起的人员抛掷并与物体碰撞而造成的损伤等。

为什么肌体在动压作用下会被抛掷？这是因为，肌体受到冲击波作用时，朝向爆心侧的体表承受的压力相当于超压和动压的总和，两侧所受到的压力相当于波阵面的超压，而反向一侧所受到的压力就更小了。由于肌体四周出现这种压力差，因而产生了与地面平行而背离爆心的位移力。在肌体被"吹动"的过程中，其上方空气的稀散性较下方为高，因此形成了一种向上举起的力量。向上和向前的力复合作用后，就使人体被抛掷。

冲击波可对 75 kg 成人产生 15 g 的加速度。人体可相对抵抗加速作用，以致损伤多发于减速作用时。此时，摔倒或锐器冲击可造成多种伤害，包括闭合性头部损伤和骨折。

爆炸冲击波的动压还可通过对人体的直接作用而致伤，其中炸药爆炸时较为多见。例如，炸药包或手榴弹爆炸时，近距离的人员可因动压的直接撞击作用而造成肢体断离等损伤，而其他部位损伤很轻或无明显损伤。

4. 第四级爆炸伤

第四级爆炸伤即热或化学烧伤以及辐射、粉尘或有毒气体导致的损伤。

爆炸引起的闪光电弧温度可达 3 000 ℃，可灼伤皮肤。因衣服可提供一定保护，所以损伤主要是暴露区域的表面损伤。接近爆炸区可致 3 级烧伤和死亡。

第一级和第二级爆炸伤是爆炸事故中造成人员伤亡和财产损失的主要原因，其传播机理和安全防护是爆炸损伤的主要研究内容。

2.3　空气中爆炸冲击波

2.3.1　机械波

1. 波

从物理本质上，人们往往将波分为两大类。一类是电磁波，如无线电台及电视台发出的电磁波、太阳辐射出的光波等；另一类为机械力学波，如说话时发出的声波、石子投入水中形成的水波、地震时出现的地震波、爆炸在空气中形成的冲击波等。

机械波的形成是与扰动分不开的。如人说话时声带振动给空气以扰动，形成一种气体疏密相间的状态由近及远地传播出去，造成声波的传播。爆炸时所形成的高压高温气体产物急骤膨胀对周围介质冲击压缩，从而形成了爆炸冲击波。可见，扰动就是在受到外界作用（振动、冲击等）时介质的局部状态变化。而波就是扰动的传播，换言之，介质局部状态变化的传播称为波。介质就是可以传播扰动的物质。按波的传播方向与波所到之处引起的介质运动方向的不同，波可分为横波与纵波两类，横波是指介质因扰动而引起的运动速度改变、方向与传播方向垂直的波，如地震横波；纵波是指介质因扰动而引起的运动速度改变、方向与传播方向平行的波，如声波、空气中传播的冲击波。

如图 2.1 所示，在初始时刻，管子左侧的活塞尚未运动，当活塞突然向右移动，与活塞右端紧贴着的一薄层空气受到扰动，便立即由近及远地传播出去。在扰动或波传播过程中，总存在着已扰动与未受扰动区的分界面，此分界面称为波阵面。这一薄层空气受到推压，压力升高，密度增大，随后这层已受压缩的气体又压缩其邻接的一层气体并使其压力也升高。这样，压力有所升高的这种压缩便逐层传播出去，形成了压缩扰动的传播。

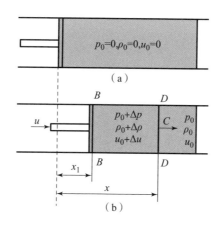

图 2.1　波的传播

（a）$t=0$ 时刻；（b）$t=t_1$ 时刻

波在介质中的传播速度，即波阵面相对未扰动介质的运动速度称为波速，它以单位时间内波阵面沿介质移动的距离来度量。波的传播速度不可与受扰动介质质点运动混淆。例如，声带扰动形成声波，它在空气中以声速传到耳膜，但不是声带附近的空气质点也移动到耳膜处。

2. 声波

声波是机械波，频率低于 20 Hz 的称为次声波，20～20 000 Hz 的为可闻声波（简称声波），频率高于 20 000 Hz 的称为超声波。

声波属于弱扰动传播，这种弱扰动相对未扰动介质的传播速度即为声速，以 c 表示。

3. 压缩波与稀疏波

如图 2.1 所示，介质质点因扰动而引起的运动增速方向与波的传播方向相同的波称为压缩波。经由压缩波作用后，压力、密度、温度等部分状态参数增加，介质质点所获得的流动速度增加方向与波的传播方向相同。

介质质点因扰动而引起的运动增速方向与波的传播方向相反的波称为

稀疏波。经由稀疏波作用后，扰动过后，压力、密度、温度等部分状态参数下降。如图 2.2 所示，管中有高压静止气体，当活塞突然向左抽动，在活塞表面与高压气体之间就会形成低压（稀疏）状态，这种低压状态便逐层地向右扩展，此即为稀疏波的传播现象。稀疏波波阵面传到哪里，哪里的压力便开始降低，密度开始变疏。由于波前面为原有的高压状态，波后为低压状态，高压区的气体必然要向低压区膨胀，气体质点便依次向左飞散。因此，稀疏波的传播过程总是伴随着气体的膨胀运动，故稀疏波又称为膨胀波。

图 2.2　稀疏波

4. 冲击波

冲击波是一种强烈的压缩波，其波阵面通过前后介质的参数变化不是微小量，而是一种有限量的跳跃变化。冲击波是一种状态突变的传播。

冲击波可以用多种方法产生。例如，爆炸时，高压、高密度的产物高速膨胀，压缩周围介质，从而在其中形成冲击波的传播；飞机及导弹在超声速飞行时会在空气中形成冲击波等。

冲击波与弱扰动波传播具有如下特点：波阵面通过前后介质时是突跃变化的；传播过程是绝热的，但不等熵；传播速度相对于未扰动介质是超声速的；传过介质后获得了一个与传播方向相同的流动速度；传播速度相对于波阵面后已受扰动的介质是亚声速，即冲击波对已扰动介质的后续影响属于弱扰动。

2.3.2　冲击波的主要特征

冲击波的特征参数主要包括正压峰值、负压峰值、正压区冲量、稳态冲量、正压持续时间、负压持续时间、正压上升时间和冲击波平均传播速度。正压峰值是指位于冲击波正压区的压力－时间曲线的最大值。负压峰值是指位于冲击波负压区的压力－时间曲线的最小值。正压区冲量（或最大冲量）是指冲击波正压区的冲量，即正压区的面积。稳态冲量（或总冲量）是指冲击波正压区和负压区的冲量之和。压力从高于环境压力回到环境压力所需的时间称为正压持续时间 T_+。压力从低于环境压力回到环境压力所需的时间称为负压持续时间 T_-。正压上升时间是指冲击波压力开始从环境压力上升到正压峰值所需的时间。冲击波平均传播速度是指冲击波在爆炸物与目标之间的空气中传播的速度，即目标到爆炸物的距离与爆炸物由起爆到冲击波作用于目标时所用时间的比值。

理想冲击波压力和冲量曲线如图 2.3 所示。由图 2.3（a）可以看出，理想冲击波压力在 t_a 时间内由环境压力 p_0 上升到正压峰值 $p_0 + p_s^+$，随后在 T_+ 时间内衰减到环境压力 p_0。当压力降到环境压力 p_0 后，会继续衰减到出现负压，在达到负压峰值 $p_0 - p_s^-$ 后，压力开始升高并最终回到环境压力 p_0。由图 2.3（b）可以看出，理想冲击波冲量在 $t_a + T_+$ 时间内由环境冲量 I_0 上升到最大冲量 $I_0 + I_s^+$，由于冲击波负压区的影响，随后在 T_- 时间内衰减到稳态冲量 $I_0 + I_s^+ + I_s^-$，并最终保持稳定。

图 2.3　理想冲击波压力和冲量曲线

（a）压力－时间曲线；（b）冲量－时间曲线

冲击波压力的变化规律可以通过理论模型进行概括。国内外很多学者提出用数学表达式分别描述冲击波正压区压力和负压区压力随时间的变化,其中被广泛认可的是 Friedlander 方程。

Friedlander 冲击波正压相的数学表达式为:

$$p(t) = p_0 + p_s^+\left(1 - \frac{t}{T_+}\right)e^{-\frac{bt}{T_+}} \tag{2.1}$$

Friedlander 冲击波负压相的数学表达式为:

$$p(t) = p_0 - p_s^-\left(\frac{t}{T_-}\right)\left(1 - \frac{t}{T_-}\right)e^{-\frac{4t}{T_+}} \tag{2.2}$$

式中,$p(t)$ 为冲击波压力;p_0 为环境压力;p_s^+ 为正压峰值;p_s^- 为负压峰值;T_+ 为正压持续时间;T_- 为负压持续时间;t 为时间。

2.3.3 冲击波与声波的异同

2.3.3.1 共同点

(1)两者都是弹性压力纵波,即纵向传导的疏密波。

(2)在传播过程中,遇到障碍物或不同密度的介质时,可发生折射、反射或绕射等现象,两种来源的冲击波将汇于同一点时,像声波一样,可出现加强或削弱的干涉现象。

(3)在不同的介质中传播时,其传播速度和阻抗均为:固体 > 液体 > 气体。

(4)两者都有响声。

(5)都有一定的压强、频谱、波长和波形,两者的压强可以相互换算。

广义地说,冲击波可看作大振幅、非线性的声波,而一般的声波则属于小振幅的线性声波。

2.3.3.2 不同点

(1)冲击波的传播速度永远大于未被扰动介质中的声速。

(2)在冲击波的前界,即波阵面上,介质的压力、密度、温度等发生突跃性变化;而声波的这些状态参数却接近于零,仅脉冲噪声可出现一个与冲击波相似的压力间断面。

（3）冲击波在空气中传播时，空气质点随着波阵面前进一段距离后因负压的吸引而向爆心方向移动，并大致回复到原先的位置；而声波只在原位上振动。

（4）冲击波的速度与其强度有很大关系，强度越大，速度越快，冲击波在向四周传播的过程中，其强度逐渐减弱，速度也相应地减慢，最后变为声波；而声波的传播速度与其强度无关。

（5）冲击波在介质中传播时会发生能量消耗，物理学上称为介质的熵渐增；而声波则不消耗热能，即为等熵过程。

（6）冲击波无周期性，而声波则具有明显的周期性。

2.3.4　冲击波对人体的损伤机理

冲击波损伤往往是多脏器损伤，一部分脏器伤的症状、体征常被掩盖，因而易发生漏诊，时有误诊出现；冲击波损伤若合并有严重创伤或休克，常需大量静脉补液，如处理不当，易促发或加重肺水肿，因此深入了解冲击波损伤机理具有重要意义。关于冲击波对人体损伤的分类，按照损伤部位的不同，冲击伤可以分为颅脑伤、胸部伤、腹部伤、脊柱四肢伤和听觉器官损伤等；按作用方式的不同，冲击伤可以分为直接伤和间接伤；按照致伤因素的不同，冲击伤可以分为超压伤和动压伤；按照传导介质的不同，冲击伤可以分为气体冲击伤、水下冲击伤和固体冲击伤。

冲击波对人体的损伤情况主要受冲击波超压、冲量和正压持续时间的影响，损伤效应主要包括碎裂效应、内爆效应、惯性效应、压力差效应、血液动力效应、负压与肺泡扩张效应和生物力学效应等。

1. 碎裂效应

碎裂效应是指压力波从致密组织向疏松组织传播的过程中，会在两组织界面处发生反射，从而导致致密组织因局部压力的突然增高而出现损伤。如冲击波在含有空气的肺泡腔与肺泡壁间界面处发生反射，将会引起肺泡壁的损伤。

2. 内爆效应

内爆效应是指冲击波通过含有气泡或气腔的液体介质时，液体不会被压缩，但气体会受到强烈的压缩作用，故液体介质中的气泡会迅速膨胀，从而形成许多新的压力波源，致使含气的周围组织（肺脏、胃肠道）出现损伤。

3. 惯性效应

压力波在密度不同的组织中的传播速度具有很大的差异，表现为疏松组织传递较快，而致密组织传递较慢，由于两组织速度的差异性，就容易造成两组织接触处产生分离性损伤，这种损伤效应就是惯性效应。

4. 压力差效应

由于组织器官两侧的压力差而造成的损伤效应称为压力差效应。鼓膜破裂就是由鼓膜两侧巨大的冲击波压力差所造成的。

5. 血液动力效应

血液动力效应是由于心脏血压的急剧升高而造成心脏损伤。人体受到冲击波的作用后，其心腔和肺血管腔内的压力可净增 $26.0 \sim 57.6$ kPa，甚至高达 86.7 kPa。原因是超压作用于体表后，一方面压迫腹壁，使腹压增加，膈肌上顶，上腔静脉血突然涌入心、肺，使心、肺血容量急剧增加；另一方面又压迫胸腔容积使其缩小，胸腔内压急剧上升。超压作用后，紧接着就是负压的作用，这时因减压的牵拉作用又使胸廓扩大，这样急剧的压缩和扩张，使胸腔内发生一系列血液动力学的急剧改变，从而造成心肺损伤。

6. 负压与肺泡扩张效应

冲击波对人体的损伤主要来源于冲击波正压，但冲击波负压也会造成严重的肺损伤，其损伤特点为肺组织的过度扩张而导致肺泡破裂。

7. 生物力学效应

原发性冲击伤的发生机制与生物的力学效应有关，Stuhmiller 提出了人体响应过程的三个阶段：体表对冲击波载荷的迅速响应、组织器官的变形和应力的出现、应力造成的组织器官损伤。

8. 声强度（声阻抗）效应

声强度是指介质密度与冲击波纵波扩散速度的乘积。声强度越大的组织，通过其中的冲击波能量越小，反射回来的能量越多，局部引起的破坏越严重。脑、骨骼肌、腹腔实质脏器等均质性的组织结构，声强度较小，冲击波易于通过，故很少受到压缩和向内移位，损伤较轻。例如，在内耳发生损伤时，鼓膜却可能是完整的；又如，当坚固的混凝土建筑、铁器等物体已受到冲击波的破坏时，处于该地区的人员损伤却很轻，原因就在于前者的声强度较后者大。

9. 纵波与横波效应

冲击波进入肌体后，实际上形成了两种各自独立的扩散系统——纵波与横波。在纵波内，组织移位是沿着本身的扩散方向进行的，并伴有肌体的受压与扩张；在横波内，组织按水平方向位移，与纵波扩散的方向垂直，而与肌体各部分体积的变化无关。纵波的扩散速度总是比横波大，组织的压缩与扩张程度随着纵波的向前推进而逐渐消失。在冲击波的作用下，向爆心侧的损伤更为严重。

2.3.5　空气冲击波的形成与传播

2.3.5.1　空气冲击波的形成

1. 形成过程

为了便于理解冲击波的形成过程，我们以一维平面流动为例。爆轰波到达炸药与空气的分界面之前及其初始阶段的压力分布如图 2.4 所示。

图 2.4　爆轰波到达介质时的压力分布

（a）爆轰波到达前；（b）爆轰波到达的初始阶段

图 2.4 中，p_0 为未经扰动时的空气压力；p 为空气冲击波波阵面的压力；p_x 为爆轰产物和压缩空气层界面处的压力；p_H 为爆轰波压力。

图 2.4（a）表示炸药爆轰尚未结束。此时的介质分界面是指尚未受到爆轰波作用前的空气初始界面，即炸药端面的空气层。

图 2.4（b）表示爆轰波到达空气初始界面后的初始阶段。此时，整个爆轰已经结束，爆轰波不复存在，初始爆轰产物最先与空气接触。由于初始爆轰产物的流速 $u_j = D/4$ 远大于一般空气中的声速（常温下约为 340 m/s），因而以超声速方式强烈压缩空气（强扰动），必将在空气中形成初始空气冲击波，并以 D_s 的速度向前传播，波阵面处空气压力由 p_0 上升为 p；同

时，空气形成稀疏波向爆轰产物中传播，使爆轰产物压力由 p_H 下降，爆轰产物与空气的分界面以 u_x 的速度向前运动，压力为 p_x。

由于受冲击波扰动后的空气声速大于 D_s，而爆轰产物后续的膨胀速度要小于最初的膨胀速度和受扰动空气介质的当地声速，所以，后续爆轰产物的膨胀不会产生新的空气冲击波（在受到空气反向压缩以前）。同时，随着空气冲击波传播距离的增大，消耗爆源能量增多，表现为冲击波传播速度 D_s 不断减小，直至衰减为未受扰动空气的声速，之后呈声波传播。需要注意的是，除了初始瞬间外，空气冲击波的波阵面不是空气与爆轰产物的分界面，波阵面前后都是空气，分界面前是空气、后是爆轰产物。

因此，空气冲击波的形成，直接原因是爆轰产物高压和高速流动产生的膨胀，根本原因是炸药爆炸能量在空气中的释放。

2. 爆轰产物的膨胀

假设装药在无限空气介质中爆炸，在爆轰产物膨胀的最初阶段，压力下降很快。对中等威力的炸药，压力 $p \geq p_k \approx 200$ MPa 时，爆轰产物的膨胀规律近似为

$$pV^3 = \text{const} \tag{2.3a}$$

或

$$\bar{p}_H V_0^3 = p_K V_K^3 \tag{2.3b}$$

式中，$\bar{p}_H$ 为爆轰产物的平均初始压力，按瞬时爆轰估算；V_0 为装药的初始体积；K 表示某个中间状态，p_K、V_K 为该状态时的爆轰产物的压力和体积。

若装药为球形，则 $V \propto r^3$ 或 $p \propto r^{-9}$。假如爆轰产物的半径 r 膨胀到 $1.5 r_0$（r_0 为装药半径），那么，压力变化为

$$p_t = \bar{p}_H \left(\frac{r_0}{r} \right)^9$$

当爆轰产物膨胀至原半径的 1.5 倍时，则有

$$p_t = \bar{p}_H \left(\frac{r_0}{1.5 r_0} \right)^9 \approx 0.026 \, \bar{p}_H$$

式中，$\bar{p}_H = \frac{1}{8} \rho_0 D^2$。对中等威力炸药，有 $\rho_0 = 1.60 \times 10^3$ kg/m³，$D = 7\,000$ m/s，则 $\bar{p}_H \approx 10^4$ MPa，故

$$p_{r = 1.5 r_0} = \left(\frac{r_0}{1.5 r_0} \right)^9 \times 10^4 = 260 \, (\text{MPa})$$

可见，爆轰产物膨胀的最初阶段压力下降很快。在 $r \geqslant 1.5\, r_0$ 以后，由于爆轰产物内的压力仍很高，它还将继续膨胀，一直到其运动惯性被空气介质阻力耗尽为止。通常把爆轰产物压力下降为 p_0 时的体积称为爆轰产物的极限体积 V_1，可以用下面的方法粗略估算。由于爆轰产物的压力 $p < p_K$，爆轰产物的膨胀规律不能再用多方指数的等熵方程，而应采用理想气体绝热等熵方程：

$$pV^k = \text{const} \tag{2.4a}$$

式中，k 为爆轰产物的绝热指数，一般取 $1.2 \sim 1.4$。则

$$p_0 V_1^{\,k} = p_K V_K^{\,k} \tag{2.4b}$$

$$\frac{V_1}{V_0} = \frac{V_K V_1}{V_0 V_K} = \left(\frac{\bar{p}_H}{p_K}\right)^{1/3} \left(\frac{p_K}{p_0}\right)^{1/k} \tag{2.4c}$$

将 $\bar{p}_H = 10^4$ MPa、$p_K = 200$ MPa、$p_0 = 0.1$ MPa、$k = \dfrac{7}{5}$ 代入式（2.4c）得

$$\frac{V_1}{V_0} = 50^{1/3} \times 2\,000^{5/7} = 800,\ \text{膨胀比}\ \frac{r_1}{r_0} = \left(\frac{V_1}{V_0}\right)^{\frac{1}{3}} = 9.283;$$

当 $k = \dfrac{5}{4}$ 时，$\dfrac{V_1}{V_0} = 1\,600$，膨胀比 $\dfrac{r_1}{r_0} = \left(\dfrac{V_1}{V_0}\right)^{\frac{1}{3}} = 11.70$。

因此，对中等威力炸药，爆轰产物膨胀到 p_0 时的极限体积约为原体积的 $800 \sim 1\,600$ 倍，此时爆轰产物的半径约为原来半径的 10 倍（球形装药）或 30 倍（柱形装药）。但是，爆轰产物最初膨胀到 p_0 时并没有立即停止运动，由于惯性将继续运动，即继续膨胀（又称过度膨胀）。这种膨胀一直延续到惯性消失为止。这时，爆轰产物膨胀的体积达到最大（比极限体积大 $30\% \sim 40\%$），其平均压力低于未经扰动介质的压力 p_0。由于爆轰产物内部压力低于 p_0，就出现周围介质反过来对爆轰产物进行第一次压缩，使其压力不断回升。同样，惯性运动的结果，产生过度压缩，爆轰产物的压力又稍大于 p_0，并开始第二次膨胀和压缩的脉动过程。如此反复，直至爆轰产物的再次膨胀速度小于空气声速。

图 2.5 为球形装药爆炸后，某固定时刻在不同位置处测得的空气压力。中心为炸药爆炸前的位置，中间是爆轰产物，其外是空气介质，最外面为空气冲击波波阵面，其压力最大，又称峰值压力。波阵面后压缩区压力衰减很快，在压缩空气层的后面有一负压区（又称稀疏区），其压力低于未

经扰动介质的压力 p_0。

图2.5 冲击波波阵面后压力分布示意图

如果我们在距炸心 r 处（注意：此 r 不是爆轰产物半径）进行压力测定，冲击波通过后可测得该点空气冲击波超压随时间变化的 $\Delta p(t)$ 曲线。对 1 kg 梯恩梯（TNT）的爆炸，在 5 m 远处得到实验结果如图 2.6 所示。空气冲击波到达该点的瞬间，介质压力由 p_0 突跃到 p_1，随后压力很快衰减，经过 t_+ 时间后压力低于未扰动介质的压力。通常把这种冲击波称为理想空气冲击波，其中 AB 经过 t_+ 时间后压力低于未扰动介质的压力。通常将 AB 段称为正压区，BC 段称为负压区。对于带壳装药来说虽然空气冲击波曲线存在细节不同，但变化规律基本与无壳装药相同。

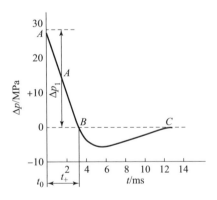

图2.6 1 kg 梯恩梯爆炸后在 5 m 远处的 $\Delta p(t)$ 曲线

3. 炸药爆炸传给冲击波的能量

炸药爆炸时，传给空气冲击波的能量可以根据热力学的结果进行简单估算。爆轰产物膨胀到极限体积 V_1 时所具有的内能 E_1 为

$$E_1 = \frac{p_0 V_1}{k-1} \tag{2.5}$$

炸药爆炸释放出的初始能量 E 为

$$E = mQ_v = \rho_0 V_0 Q_v \tag{2.6}$$

式中，m 为炸药的质量；Q_v 为单位质量炸药的爆热；ρ_0 为炸药密度；V_0 为爆炸前炸药的体积。

注意：式（2.5）隐含表示产物内部压力处处相等，这种前提将产生问题。

如果忽略爆轰产物剩余动能和其他能量损耗，则炸药爆炸传给冲击波的能量 E_s 为

$$E_s = E - E_1$$

将式（2.5）和式（2.6）代入得

$$E_s = m \left[Q_v - \frac{p_0 V_1}{(k-1)\rho_0 V_0} \right] \tag{2.7}$$

将式（2.6）代入式（2.7）可改写为

$$\frac{E_s}{E} = 1 - \frac{p_0 V_1}{(k-1)\rho_0 Q_v V_0} \tag{2.8}$$

对中等威力的炸药，取 $Q_v \approx 4\,200 \text{ kJ/kg}$，$\rho_0 = 1.60 \times 10^3 \text{ kg/m}^3$，若 $\dfrac{V_1}{V_0} = 1\,600$，$p_0 = 0.1 \text{ MPa}$，$k = 1.25$，则代入式（2.8）可得

$$\frac{E_s}{E} = 1 - \frac{0.1 \times 10^6 \times 1\,600}{(1.25 - 1) \times 1.6 \times 10^3 \times 4\,200 \times 10^3} = 90.5\%$$

若 $k = 1.4$ 时，则 $\dfrac{E_s}{E} = 0.97$。

由上述估算可知，裸露装药爆炸时大约有 90% 以上的能量传给了冲击波，而留在爆轰产物中的能量不到 10%。实际上传给冲击波的能量要少得多，这是由于爆轰产物膨胀过程的不稳定性和炸药爆炸时不能释放全部能量（以标准条件下的定容爆热衡量）所致。一般来说，传给冲击波的能量大约占炸药总能量的 70%。在空气中进行核爆炸时，大约有 50% 的总能量是以空气冲击波形式传出的。

2.3.5.2　空气冲击波的传播

为简化起见，把弹丸装药看成球形装药，从中心起爆。如图 2.7 所示，弹丸爆炸后，炸药变为一团高温高压气体——爆轰产物。在爆轰波传至装药表面以前，空气不受扰动。装药全部爆轰完毕后，区域 1 内的爆轰产物

开始向外膨胀，并压缩与之邻接的空气层。爆轰完成瞬间，爆轰产物外层的流动速度 $u_H = \dfrac{1}{\gamma + 1}D$（在 $\gamma = 3$、$D = 7\,000$ m/s 时，高达 $1\,750$ m/s），远大于初始空气声速，故被压缩的空气层（区域 2）在未被压缩的空气（区域 3）中产生冲击波，形成一个介质状态突变的界面，这个突变界面即为空气冲击波波阵面。这时各区域内的压力分布见图 2.8。

图 2.7　空气冲击波产生示意图

1—爆轰产物区域；2—空气冲击波区域；3—未扰动的空气区域

图 2.8　爆轰产物的膨胀

图 2.8（a）表示：在炸药爆轰完毕瞬间，爆轰产物初始压力极大，强

烈压缩与其接触的空气，在空气中形成初始冲击波，使空气压力跃升一个超压 Δp 。图中 Δp 的宽度等于装药半径。

图 2.8（b）表示：空气冲击波波阵面脱离爆轰产物向前传播，空气冲击波波阵面不断地向已受扰动的空气（图中阴影部分）传入膨胀波。同时，空气稀疏波传入爆轰产物，使爆轰产物与空气分界面上的压力下降，表现为爆轰产物的膨胀。

图 2.8（c）表示：爆轰产物继续膨胀，空气冲击波继续前传，爆轰产物与空气（已受扰动）分界面上的压力继续下降。

图 2.8（d）表示：当爆轰产物分界面超压下降为 0 时（等于空气初始压力），由于惯性继续膨胀，直至惯性耗尽、停止膨胀。此时，爆轰产物外层一定区域内形成负压区，出现受扰动空气反向压缩爆轰产物。当这种压缩 "过度" 时，受扰动空气尾部也会出现一个负压区。

上述空气冲击波的形成和传播过程，还可以用图 2.9 表示。图中分别画出了在爆炸以后不同瞬间（t_1，t_2，…）冲击波的压力、位置与厚度，在 t_4 时刻出现爆轰产物过度膨胀，t_5 时刻因过度膨胀出现负压区。

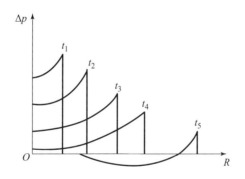

图 2.9　空气冲击波的传播过程

对于某个确定位置（如固定目标）来说，它所遭受冲击波作用的超压－时间曲线 $\Delta p(t)$ 如图 2.6 所示。由图 2.6 可见，冲击波波阵面在时刻 t_0 到达此点，经历 t_+ 的时间称为正压作用时间。此阶段的压力冲量为

$$i_+ = \int_{t_0}^{t_0+t_+} \Delta p(t)\,\mathrm{d}t$$

在中等距离上还存在负压阶段。当距离较大时，负压阶段不明显甚至消失。

2.3.5.3　空气冲击波在刚性壁面上的反射

1. 正反射

当空气冲击波遇到刚性壁面时，质点速度骤然降为零，壁面处质点不断聚集，使压力和密度增加，于是形成反射冲击波。平面定常冲击波在无限刚壁上的正反射如图 2.10 所示。

图 2.10　平面定常冲击波在刚壁表面上的正反射

（a）入射波；（b）反射波

令 $\Delta p_1 = p_1 - p_0, \Delta p_2 = p_2 - p_0$。

对入射波，有质量守恒方程

$$\rho_0(D_1 - u_0) = \rho_1(D_1 - u_1)$$

由于 $u_0 = 0$，故有 $\rho_0 D_1 = \rho_1(D_1 - u_1)$，由此可得

$$D_1 = \frac{u_1}{1 - \dfrac{\rho_0}{\rho_1}} \qquad\qquad (a)$$

由动量方程得

$$p_1 - p_0 = \rho_0 D_1(u_1 - u_0) = \rho_0 D_1 u_1$$

代入式（a）后得

$$p_1 - p_0 = \rho_0 \frac{u_1^2}{1 - \dfrac{\rho_0}{\rho_1}}; \qquad\qquad (b)$$

由能量方程可得

$$e_1 - e_0 = \frac{p_1}{(k-1)\rho_1} - \frac{p_0}{(k-1)\rho_0} = \frac{1}{2}(p_1 + p_0)\left(\frac{1}{\rho_0} - \frac{1}{\rho_1}\right)$$

整理后得

$$\frac{p_1}{\rho_1} - \frac{p_0}{\rho_0} = \frac{k-1}{2}(p_1 + p_0)\left(\frac{1}{\rho_0} - \frac{1}{\rho_1}\right)$$

$$\frac{2p_1 + (k-1)(p_1+p_0)}{2} \cdot \frac{1}{\rho_1} = \frac{2p_0 + (k-1)(p_1+p_0)}{2} \frac{1}{\rho_0}$$

$$\frac{\rho_0}{\rho_1} = \frac{(k-1)p_1 + (k+1)p_0}{(k+1)p_1 + (k-1)p_0} \qquad (c)$$

对反射波，有质量守恒方程

$$\rho_1(-D_2 - u_1) = \rho_2(-D_2 - u_2)$$

此处 D_2 取负号，表示其运动方向与 D_1 或 u_1 相反。

由于 $u_2 = 0$，故有

$$\rho_1(D_2 + u_1) = \rho_2 D_2$$

$$D_2 = \frac{u_1}{\dfrac{\rho_2}{\rho_1} - 1}; \qquad (d)$$

由动量方程可得

$$p_2 - p_1 = (-\rho_2 D_2)(u_2 - u_1) = \rho_2 D_2 u_1$$

代入式（d）得

$$p_2 - p_1 = \rho_2 \frac{u_1^2}{\dfrac{\rho_2}{\rho_1} - 1}$$

$$u_1^2 = \frac{p_2 - p_1}{\rho_2}\left(\frac{\rho_2}{\rho_1} - 1\right) \qquad (e)$$

由能量方程可得

$$\frac{\rho_1}{\rho_2} = \frac{(k-1)p_2 + (k+1)p_1}{(k+1)p_2 + (k-1)p_1} \qquad (f)$$

比较式（b）式和式（e）可得

$$\frac{p_2 - p_1}{\rho_2}\left(\frac{\rho_2}{\rho_1} - 1\right) = \frac{p_1 - p_0}{\rho_0}\left(1 - \frac{\rho_0}{\rho_1}\right)$$

$$\frac{p_2 - p_1}{p_1 - p_0} = \frac{\dfrac{\rho_1}{\rho_0} - 1}{1 - \dfrac{\rho_1}{\rho_2}} \qquad (g)$$

由式（c）可得

$$\frac{\rho_0}{\rho_1} - 1 = \frac{2(p_1 - p_0)}{(k+1)p_1 + (k-1)p_0} \qquad (h)$$

由式（f）可得

$$1 - \frac{\rho_1}{\rho_2} = \frac{2(p_2 - p_1)}{(k+1)p_2 + (k-1)p_1} \tag{i}$$

将式（h）及式（i）代入式（g），可得反射冲击波的峰值超压为

$$\Delta p_2 = 2\Delta p_1 + \frac{(k+1)\Delta p_1^2}{(k-1)\Delta p_1 + 2kp_0} \tag{2.9}$$

对空气来说，取绝热指数 $k = 1.4$，代入式（2.9）后得

$$\Delta p_2 = 2\Delta p_1 + \frac{6\Delta p_1^2}{\Delta p_1 + 7p_0} \tag{2.10}$$

由式（2.10）可知，对于弱冲击波，即 $\Delta p_1 \ll p_0$ 时，有 $\dfrac{\Delta p_2}{\Delta p_1} = 2$，这种情况与声波反射一致；对于很强的冲击波，即 $\Delta p_1 \gg p_0$ 时，有 $\dfrac{\Delta p_2}{\Delta p_1} = 8$。

2. 斜反射

当空气冲击波传播方向与障壁表面成 φ_0 角时，就会发生冲击波的斜反射，如图 2.11 所示。

图 2.11 空中爆炸时不同位置的 $p(t)$ 曲线

1—入射波；2—正反射；3—正规反射；4—马赫反射

裸装药在空中爆炸时，不同位置空气冲击波超压变化情况如图 2.11 所示。空气冲击波通过 B 点时不发生反射，通过压电传感器测得一条典型的 $p(t)$ 曲线如图 2.11 中 1 所示。地表面 C、E、F、G、K 各点与爆炸中心构成不同的入射角 φ_0，得到不同的 $p(t)$ 曲线。对于 C 点，$\varphi_0 = 0°$ 时，产生正反射，记录的 $p(t)$ 曲线如图 2.11 中 2 所示，反射压力要比 B 点的高很

多。E 和 F 点由于入射波阵面的 $\varphi_0 < \varphi_{0c}$，只发生正规反射。其上面各点的反射压力与时间的关系如 3 所示。G 和 K 点 $\varphi_0 > \varphi_{0c}$ 时，产生马赫反射波。马赫反射的 $p(t)$ 曲线如 4 所示，反射压力比入射的更高。因此，装药在空中爆炸时，地表面不同位置处发生各种反射，而且使压力提高很多，这一点已为实验所证实。

空气冲击波反射后的压力与冲量计算如下：

正反射（$\varphi_0 = 0°$）时：

$$\Delta p_m = 2\Delta p_{mG} + \frac{6\Delta p_{mG}^2}{\Delta p_{mG} + 7p_0} \tag{2.11}$$

式中，Δp_{mG} 为爆炸时空气冲击波在地面的峰值超压，即入射波压力；p_0 为空气压力。

对于正规反射（$0° < \varphi_0 \leqslant \varphi_{0c}$），由实验可知，入射冲击波压力小于 0.2943 MPa 时，反射波的压力与入射角无关，仍可用式（2.11）计算。

马赫反射（$\varphi_{0c} < \varphi_0 \leqslant 90°$）时：

$$\Delta p_m = \Delta p_{mG}(1 + \cos\varphi_0) \tag{2.12}$$

冲量的实验结果为

$$i = i_{+G}(1 + \cos\varphi_0), 0° < \varphi_0 < 45° \tag{2.13}$$

$$i = i_{+G}(1 + \cos^2\varphi_0), \quad 45° < \varphi_0 < 90° \tag{2.14}$$

式中，i_{+G} 为地面爆炸时的冲量，$N \cdot s/m^2$。

爆炸高度对地面的反射波压力有显著的影响。从图 2.11 可以看到，爆炸高度对地面反射波压力产生双重影响。高度增加，离爆炸中心越远，入射波压力减小，但是又引起入射角的减小，反而使反射波压力增高。因此，要获得预定的反射波压力（如破坏目标所需压力），存在一个最有利的爆炸高度。即

$$H_{ur} = 1.476 \cdot \sqrt[3]{\frac{m}{\Delta p_2}} \tag{2.15}$$

式中，H_{ur} 为产生一定反射波压力 Δp_2 时的最有利高度，m；Δp_2 为预定的反射波压力，MPa；m 为装药质量，kg。

在最有利高度爆炸时，与产生 Δp_2 所对应的水平距离为

$$L = 0.5136\frac{H_{ur}}{\Delta p_2^{0.4}}（m） \tag{2.16}$$

2.3.5.4　空气冲击波的环流作用

冲击波在传播时遇到的目标往往是有限尺寸，这时除了有反射冲击波外，还发生冲击波的环流作用，又称绕流作用，如图2.12、图2.13所示。

图2.12　冲击波与障壁下反射的初始情况（用 AUTODYN 计算结果代替）

1—入射冲击波；2—反射冲击波

图2.13　冲击波绕过障壁物后的环流（用 AUTODYN 计算结果代替）

1—反射冲击波；2—入射冲击波；3—环流

假设平面冲击波垂直作用于一面很坚固的墙，这时就发生正反射，反射结果壁面压力增高为 Δp_2。与此同时，入射冲击波沿着墙顶部传播，显然，并不发生反射，其波阵面上压力为 Δp_1。由于 $\Delta p_1 < \Delta p_2$，因此稀疏波向高压区内传播。在稀疏波的作用下，壁面处空气向上运动，但在其运动过程中，由于受到墙顶部入射波后运动的空气影响而改变了运动方向，形成顺时针方向运动的旋风。旋风形成后，一方面使反射波后面的压力急剧下降，另一方面又和相邻的入射波一起作用，变成环流向前传播。

环流进一步发展，绕过墙顶部沿着墙后壁向下运动，这时墙后壁受到的压力逐渐增加，而墙的正面则由于稀疏波的作用，压力逐渐下降。即使如此，降低后的压力还要比墙后壁的大。环流波继续沿着墙后壁向下运动，经某一时刻到达地面，并从地面反射，使压力升高，这和空中爆炸时的冲击波从地面反射的情况相似。环流沿地面运动，大约在离墙后壁2倍墙高处的地面形成马赫反射，这时的冲击波压力大为增强。如果冲击波对高而不宽的障碍物（如烟囱等建筑物）作用，则在墙的两侧同时产生环流，当两个环流绕到墙后继续运动时就发生相互碰撞现象，碰撞区的压力骤然升高。高宽都不大的墙壁受到冲击波作用后，环流同时产生于墙的顶端和两侧。这时在墙后壁某处会出现三个环流波汇聚作用的合成区域，该区域压力很高。因此，在利用墙作防护时，必须注意到墙后某处冲击波的破坏作用可能比无墙时更加厉害。

2.4　空气冲击波的爆炸相似律与参数计算

由于空气冲击波初始参数的计算理论还不成熟，即使知道初始参数，如何确定其后的空气冲击波参数也仍然难以获得解析解，对于数值计算或仿真计算，其物理描述和数学模型也很难确定。空气中爆炸是一个十分复杂的过程，不论在理论研究还是实验技术方面都广泛使用相似原理。相似原理和量纲分析法为我们提供了一个既合理又简便的分析问题和解决问题的方法。它能够把多变量的函数关系通过量纲变换归纳为数量较少而又能反映基本关系的无量纲量，从而给理论分析和实验研究提供了有力指导。为此，有必要学习一些量纲理论的基础知识。

2.4.1　量纲理论基础知识

2.4.1.1　量纲与单位

1. 基本物理量

凡是独立地规定其测量单位的物理量，称为基本物理量。目前国际上规定的基本物理量有 7 个，即：长度、质量、时间、电流、热力学温度、物质的量和发光强度。

在力学领域，所用基本物理量只有长度、质量和时间 3 个，如果考虑热效应，则增加一个热力学温度。

2. 基本测量单位与基本测量单位系统

基本物理量的测量单位称为基本测量单位，如：长度的测量单位有

km、m、cm、mm 等。

基本测量单位系统是指由约定的基本测量单位所构成的组合，如 CGS 制（长度基本测量单位为 cm，质量基本测量单位为 g，时间基本测量单位为 s）等。

3. 量纲

基本物理量的约定标示符号称为基本量纲，如一般力学的基本量纲有 4 个，即长度、质量、时间和温度。

其他物理量的量纲称为导出量纲或派生量纲，可以通过上述基本量纲的幂函数及其乘积来表示。

由此可见，单位和量纲不能混为一谈。同时，检验一个公式正确与否，必要条件是等式两边量纲相等，求和项之间量纲相等。

2.4.1.2 有量纲量与无量纲量

测量数值随测量单位改变而改变的物理量称为有量纲量，测量数值不随测量单位改变而改变的物理量为无量纲量。

2.4.1.3 量纲相关性

1. 量纲无关与量纲相关

在 n 个物理量中，凡是其中量纲不能表达成其余物理量量纲的幂积形式的物理量，则称该物理量与其余物理量的量纲无关，或称量纲独立；否则，称为量纲相关或量纲不独立。

2. 量纲无关量的最大个数

在一组物理量中，如果 k 个物理量量纲无关，而任何 $k+1$ 个物理量都是量纲相关的，则称该组物理量量纲无关的最大个数为 k。

显然，k 不能大于基本物理量的个数，更不能超过该组所有物理量的个数。

2.4.1.4 量纲基本定律

1. 主定量与被定量

在描述一个物理过程的一组物理量中，凡是对描述过程起主要和决定作用的物理量，称为主定量；由主定量所决定的其余物理量称为被定量。

2. 量纲基本定律（π 定律）

若被定量 ψ 依赖于主定量 $\psi_1, \psi_2, \cdots, \psi_{k-1}, \psi_k, \psi_{k+1}, \psi_{k+2}, \cdots, \psi_{k+l}$，记为

$$\psi \parallel \psi_1, \psi_2, \cdots, \psi_{k-1}, \psi_k, \psi_{k+1}, \psi_{k+2}, \cdots, \psi_{k+l}$$

式中，$\psi_1, \psi_2, \cdots, \psi_k$ 为量纲独立最大个数的主定量。

被定量和相关主定量的量纲可以用独立主定量量纲的幂积表示，即可构建下列（$l+1$）个无量纲量：

$$
\begin{cases}
\pi = \dfrac{\psi}{\psi_1^{\alpha_1} \psi_2^{\alpha_2} \cdots \psi_k^{\alpha_k}} \\[3mm]
\pi_1 = \dfrac{\psi_{k+1}}{\psi_1^{\alpha_{11}} \psi_2^{\alpha_{12}} \cdots \psi_k^{\alpha_{1k}}} \\[3mm]
\pi_2 = \dfrac{\psi_{k+2}}{\psi_1^{\alpha_{21}} \psi_2^{\alpha_{22}} \cdots \psi_k^{\alpha_{2k}}} \\[1mm]
\qquad\qquad \vdots \\[1mm]
\pi_l = \dfrac{\psi_{k+l}}{\psi_1^{\alpha_{l1}} \psi_2^{\alpha_{l2}} \cdots \psi_k^{\alpha_{lk}}}
\end{cases}
\tag{2.17}
$$

且存在下列函数关系：

$$\pi = f(\pi_1, \pi_2, \cdots, \pi_l) \tag{2.18}$$

[**例 1**] 爆炸或火灾产生的瞬变火球的成长研究。

影响瞬变火球成长的主要物理参数有：爆炸释放出的能量 E（假设它是瞬时释放出来的）、作为时间 t 的函数的火球直径 D、火球温度 θ（它取决于燃料的种类）、火球中空气的热容量 ρc_p，以及斯蒂芬 – 玻耳兹曼（Stefan – Boltzmann）常数 σ（它是说明热量向周围辐射的特性常数）。与辐射和暂时储存在火球内的热量对比，可以将热传导过程和热对流过程视为次要过程而予忽略。上述 6 个参数已列于表 2.1 中，它们采用的基本量纲体系为：力 F，长度 L，时间 T，温度 θ。

表 2.1　确定火球大小的参数

参数符号	物理含义	量纲
E	释放的能量	FL
D	火球直径	L
t	时间	T
θ	火球温度	θ
ρc_p	火球内空气的热容量	$\dfrac{F}{L^2\theta}$
σ	斯蒂芬 – 玻耳兹曼常数	$\dfrac{F}{LT\theta^4}$

在表2.1中共有6个物理量，取其中火球直径 D 为被定量，即 $D \parallel E$, $\theta, \rho c_p, \sigma; t$。则主定量总数为 $n = 5$。由于其中独立量纲量数 $k = 4$，故相关量纲量个数为 $l = n - k = 1$。取 $E, \theta, \rho c_p$ 和 σ 为独立量纲主定量，t 为相关量纲量，则由量纲定律知，存在下式：

$$\pi = f(\pi_1) \tag{a}$$

其中，

$$\pi = \frac{D}{E^{\alpha_1} \theta^{\alpha_2} (\rho c_p)^{\alpha_3} \sigma^{\alpha_4}} \tag{b}$$

$$\pi_1 = \frac{t}{E^{\beta_1} \theta^{\beta_2} (\rho c_p)^{\beta_3} \sigma^{\beta_4}} \tag{c}$$

将表2.1中有关量纲代入式（b）得

$$[\pi] = \frac{L}{(FL)^{\alpha_1} \theta^{\alpha_2} \left(\dfrac{F}{L^2 \theta}\right)^{\alpha_3} \left(\dfrac{F}{LT\theta^4}\right)^{\alpha_4}} = \frac{L^{1-\alpha_1+2\alpha_3+\alpha_4} \cdot T^{\alpha_4}}{F^{\alpha_1+\alpha_3+\alpha_4} \cdot \theta^{\alpha_2-\alpha_3-4\alpha_4}}$$

由于 $[\pi] = 1$，故

$$\begin{cases} 1 - \alpha_1 + 2\alpha_3 + \alpha_4 = 0 \\ \alpha_4 = 0 \\ \alpha_1 + \alpha_3 + \alpha_4 = 0 \\ \alpha_2 - \alpha_3 - 4\alpha_4 = 0 \end{cases}$$

解得

$$\begin{cases} \alpha_1 = \dfrac{1}{3} \\ \alpha_2 = -\dfrac{1}{3} \\ \alpha_3 = -\dfrac{1}{3} \\ \alpha_4 = 0 \end{cases}$$

代入式（b）得

$$\pi = \frac{\theta^{\frac{1}{3}} D}{E^{\frac{1}{3}}} (\rho c_p)^{\frac{1}{3}} \tag{d}$$

同理可得

$$[\pi_1] = \frac{T}{(FL)^{\beta_1} \theta^{\beta_2} \left(\dfrac{F}{L^2 \theta}\right)^{\beta_3} \left(\dfrac{F}{LT\theta^4}\right)^{\beta_4}} = \frac{T^{1+\beta_4}}{F^{\beta_1+\beta_3+\beta_4} \cdot L^{\beta_1-2\beta_2-\beta_4} \cdot \theta^{\beta_2-\beta_3-4\beta_4}}$$

由于 $[\pi_1] = 1$ ，故

$$\begin{cases} 1 + \beta_4 = 0 \\ \beta_1 + \beta_3 + \beta_4 = 0 \\ \beta_1 - 2\beta_2 - \beta_4 = 0 \\ \beta_2 - \beta_3 - 4\beta_4 = 0 \end{cases}$$

解得

$$\begin{cases} \beta_1 = \dfrac{1}{3} \\ \beta_2 = -\dfrac{10}{3} \\ \beta_3 = \dfrac{2}{3} \\ \beta_4 = -1 \end{cases}$$

代入式（c）得

$$\pi_1 = \frac{\theta^{\frac{10}{3}} t}{E^{\frac{1}{3}}} (\rho c_p)^{-\frac{2}{3}} \sigma \tag{e}$$

将式（d）和式（e）代入式（a）得

$$\frac{\theta^{\frac{1}{3}} D}{E^{\frac{1}{3}}} (\rho c_p)^{\frac{1}{3}} = f\left[\frac{\theta^{\frac{10}{3}} t}{E^{\frac{1}{3}}} (\rho c_p)^{-\frac{2}{3}} \sigma \right] \tag{f}$$

在空气初始条件基本相同的情况下，ρc_p 和 σ 为常数，故式（f）可改写为

$$\frac{\theta^{\frac{1}{3}} D}{E^{\frac{1}{3}}} = \psi\left[\frac{\theta^{\frac{10}{3}} t}{E^{\frac{1}{3}}} \right]$$

2.4.2　爆炸相似律

2.4.2.1　问题的提出与解决

问题：质量为 m 的炸药爆炸后，求距炸点 r 处的空气冲击波峰值超压 Δp_m。

分析与解决：

根据前述爆炸理论，如果忽略介质的黏性和热传导，可知影响 Δp_m 的

主要因素有：炸药方面，质量 m、密度 ρ_0 和爆速 D；空气介质方面，初始压力 p_0、密度 ρ_{a0}；冲击波传播的距离 r。

因此，可以认为 Δp_m 是被定量，而 m、ρ_0、D、p_0、ρ_{a0} 和 r 都是主定量，即

$$\Delta p_m \parallel m, \rho_0, D, p_0, \rho_{a0}, r$$

由于各主定量的量纲分别为

$$[m] = M, [\rho_0] = ML^{-3}, [D] = LT^{-1}$$

$$[p_0] = ML^{-1}T^{-2}, [\rho_{a0}] = ML^{-3}, [r] = L$$

因此，在 6 个主定量中，量纲独立的最大主定量个数为 $k=3$。可以选择其中任意 3 个，如：m, p_0, r。

根据 π 定理，其余主定量为 ρ_0、D 和 ρ_{a0}，对应的 π 个数为 $l = n - k = 6 - 3 = 3$，分别为：

对应 ρ_0，有

$$\pi_1 = \frac{\rho_0}{m^{\alpha_{11}} p_0^{\alpha_{12}} r^{\alpha_{13}}}$$

因为

$$[\pi_1] = \frac{ML^{-3}}{M^{\alpha_{11}} M^{\alpha_{12}} L^{-\alpha_{12}} T^{-2\alpha_{12}} L^{\alpha_{13}}} = 1$$

故

$$\begin{cases} \alpha_{11} + \alpha_{12} = 1 \\ -2\alpha_{12} = 0 \\ -\alpha_{12} + \alpha_{13} = -3 \end{cases}$$

解得

$$\begin{cases} \alpha_{11} = 1 \\ \alpha_{12} = 0 \\ \alpha_{13} = -3 \end{cases}$$

故

$$\pi_1 = \frac{\rho_0}{mr^{-3}}$$

对应 D，同理可得

$$\pi_2 = \frac{D}{m^{-\frac{1}{2}} p_0^{\frac{1}{2}} r^{\frac{3}{2}}}$$

对应 ρ_{a0}，有

$$\pi_3 = \frac{\rho_{a0}}{mr^{-3}}$$

对于被定量 Δp_{m}，有

$$\pi = \frac{\Delta p_{\mathrm{m}}}{m^{\alpha_1} p_0^{\alpha_2} r^{\alpha_3}}$$

故

$$[\pi] = \frac{\mathrm{ML}^{-1}\mathrm{T}^{-2}}{\mathrm{M}^{\alpha_1}\mathrm{M}^{\alpha_2}\mathrm{L}^{-\alpha_2}\mathrm{T}^{-2\alpha_2}\mathrm{L}^{\alpha_3}} = 1$$

则

$$\begin{cases} \alpha_1 + \alpha_2 = 1 \\ -\alpha_2 + \alpha_3 = -1 \\ -2\alpha_2 = -2 \end{cases}$$

故

$$\begin{cases} \alpha_1 = 0 \\ \alpha_2 = 1 \\ \alpha_3 = 0 \end{cases}$$

则

$$\pi = \frac{\Delta p_{\mathrm{m}}}{p_0}$$

故由 π 定理可得 $\pi = f(\pi_1, \pi_2, \pi_3)$，即

$$\frac{\Delta p_{\mathrm{m}}}{p_0} = f\left(\rho_0 \frac{r^3}{m}, \frac{D}{\sqrt{p_0}}\sqrt{\frac{r^3}{m}}, \rho_{a0}\frac{r^3}{m}\right) \tag{2.19}$$

2.4.2.2　结论

记对比距离为

$$\bar{r} = \frac{r}{\sqrt[3]{m}} \tag{2.20}$$

由式（2.19）可知，在炸药性能（密度、爆速）和空气初始状态一定的情况下，空气冲击波峰值超压仅与对比距离有关，即

$$\Delta p_{\mathrm{m}} = \varphi(\bar{r}) = \varphi\left(\frac{r}{\sqrt[3]{m}}\right) \tag{2.21}$$

这就是爆炸相似律，意味着用小药量在近距离上可以测得一定距离上较大药量上的空气冲击波超压，从而避免了大药量实验的安全风险，也可以为相关实验提供理论指导。

如可将式（2.21）进行幂级数展开至三阶，得

$$\Delta p_{\mathrm{m}} = A_0 + A_1 \frac{\sqrt[3]{m}}{r} + A_2 \left(\frac{\sqrt[3]{m}}{r}\right)^2 + A_3 \left(\frac{\sqrt[3]{m}}{r}\right)^3 \tag{2.22}$$

由边界条件可知 $r \to \infty$ 时，$\Delta p_{\mathrm{m}} = 0$，故 $A_0 = 0$，而系数 A_1、A_2、A_3 可由实验直接测定。

$$\Delta p_{\mathrm{m}} = A_1 \frac{\sqrt[3]{m}}{r} + A_2 \left(\frac{\sqrt[3]{m}}{r}\right)^2 + A_3 \left(\frac{\sqrt[3]{m}}{r}\right)^3 \tag{2.23}$$

2.4.3 空气冲击波参数的理论分析

2.4.3.1 条件假定

设有球形装药在无限均匀静止的空气介质中爆炸，且满足下列假定条件：

（1）炸药爆轰所释放的能量全部用于形成空气冲击波。

（2）相对空气冲击波所传距离和时间，炸药尺寸、爆轰所用时间及其向空气输入的质量均忽略不计。

（3）受扰动空气介质（即炸点至冲击波波阵面内的空气）满足理想气体绝热等熵流动，绝热指数保持不变。

（4）空气冲击波波阵面前方存在一个状态参量渐变区，但忽略其厚度和时间。

（5）空气冲击波波阵面上的介质状态满足 C－J 条件，即 $c_{\mathrm{m}} + u_{\mathrm{m}} = D_{\mathrm{m}}$。

因此，可利用球对称散心爆轰研究结果研究空气冲击波参数。

2.4.3.2 空气冲击波压力

球面冲击波示意图如图 2.14 所示。根据球对称散心爆轰研究结果，可知空气冲击波于 t_R 时刻传播至距炸点 R 处的初始压力，即峰值压力为

$$p_{\mathrm{m}} = p_{\mathrm{a}0} + \frac{3(k-1)}{4\pi} \frac{m_{\mathrm{w}} E_{\mathrm{w}}}{R^3} \tag{2.24}$$

式中，k 为空气绝热指数；m_w、E_w 分别为炸药质量和单位质量爆炸所释放的能量；p_{a0} 为空气初始压力。

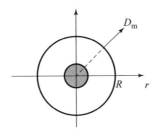

图 2.14　球面冲击波示意图

此时，波阵面后各处压力为

$$p = p_m \left(\frac{r}{R}\right)^{\frac{2k}{k-1}}, 0 \leqslant r \leqslant R \tag{2.25}$$

由式（2.25）可知，随着传播距离 R 的增加，空气冲击波峰值压力呈三次方关系衰减直至与空气初始压力相等，其内各处压力与距离 r 的 $\dfrac{2k}{k-1}$

$\left(当 k = 1.4 时，\dfrac{2k}{k-1} = 7\right)$ 次方呈正比。由式（2.25）还可知，对固定测压点即 r 一定时，当冲击波传播距离 $R < r$ 时，该点压力为空气初始压力；当冲击波传播距离 $R = r$ 时，该点压力突升为峰值压力；当冲击波传播距离 $R > r$ 时，该点压力随 R 的增大而降低。由此得出的扰动空气的压力曲线与图 2.9 相同。当冲击波传播距离 R 和测压位置 r 满足一定条件时，可能出现 $p < p_0$ 即负压情形，但波阵面上不会出现负压。

2.4.3.3　空气冲击波正压区作用时间

在 $p_m \gg p_0$ 的前提下，有

$$D_m = \left[2 + \sqrt{3}(k-1)\right] \sqrt{\frac{3k}{4(3k-1)\pi} \frac{m_w E_w}{\rho_{a0} R^3}}$$

$$R = \frac{3k-1}{\left[2 + \sqrt{3}(k-1)\right]} D_m t_R = \sqrt{\frac{3k(3k-1)}{4\pi} \frac{m_w E_w}{\rho_{a0} R^3}} \cdot t_R$$

式中，D_m 为传播至 R 处时的冲击波波速；ρ_{a0} 为空气初始密度。

由此可得空气冲击波传播至 r 处的时间为

$$t_{r,0} = \left[\frac{3k(3k-1)}{4\pi} \cdot \frac{m_w E_w}{\rho_{a0} R^3} \right]^{-\frac{1}{2}} \cdot r^{\frac{5}{2}} \tag{2.26}$$

空气冲击波继续向前传播，该处压力不断下降直至与空气初始压力相等。记在 t_R 时刻空气冲击波传播至距炸点 R 处时该处压力与空气初始压力相等，则由式（2.24）和式（2.25）可得

$$R = \left[\frac{3k(3k-1)}{4\pi} \cdot \frac{m_w E_w}{\rho_{a0} R^3} \right]^{\frac{k-1}{5k-3}} \cdot r^{\frac{2k}{5k-3}} \tag{2.27}$$

代入式（2.26），可得与此对应的时间即正压区结束时间，即

$$t_R = \left[\frac{3k(3k-1)}{4\pi} \cdot \frac{m_w E_w}{\rho_{a0} R^3} \right]^{-\frac{1}{2}} \left[\frac{3k(3k-1)}{4\pi} \cdot \frac{m_w E_w}{\rho_{a0} R^3} \right]^{\frac{5(k-1)}{2(5k-3)}} \cdot r^{\frac{5k}{5k-3}} \tag{2.28}$$

式（2.28）减去式（2.26）即为正压区持续时间，即

$$t_+ = \sqrt{\frac{4\pi\rho_{a0}}{3k(3k-1)E_w}} \sqrt{\frac{r^5}{m_w}} \left\{ \left[\frac{3(k-1)E_w}{4\pi\rho_{a0}} \right]^{\frac{5(k-1)}{2(5k-3)}} \left(\frac{m_w}{r^3} \right)^{\frac{5(k-1)}{2(5k-3)}} - 1 \right\}$$

由此可得

$$\frac{t_+}{\sqrt[3]{m_w}} = \sqrt{\frac{4\pi\rho_{a0}}{3k(3k-1)E_w}} \left(\frac{r}{\sqrt[3]{m_w}} \right)^{\frac{5}{2}} \left\{ \left[\frac{3(k-1)E_w}{4\pi\rho_{a0}} \right]^{\frac{5(k-1)}{2(5k-3)}} \left(\frac{r}{\sqrt[3]{m_w}} \right)^{-\frac{15(k-1)}{2(5k-3)}} - 1 \right\}$$

可见，

$$\frac{t_+}{\sqrt[3]{m_w}} = f\left(\frac{r}{\sqrt[3]{m_w}} \right) \tag{2.29}$$

2.4.3.4 空气冲击波正压区作用比冲

同样在 $p_m \gg p_0$ 的前提下，有正压区比冲

$$i_+ = \int_{t_{r,0}}^{t_R} p \, dt$$

$$= \frac{5(k-1)^2}{5k-1} \sqrt{\frac{3\rho_{a0} m_w E_w}{4\pi k(3k-1)r}} \left\{ 1 - \left[\frac{3(k-1)E_w}{4\pi\rho_{a0}} \right]^{\frac{1-5k}{2(5k-3)}} \left(\frac{r}{\sqrt[3]{m_w}} \right)^{-\frac{3(5k-1)}{2(5k-3)}} \right\}$$

由此可得

$$\frac{t_+}{\sqrt[3]{m_w}} = \frac{5(k-1)^2}{5k-1} \sqrt{\frac{3\rho_{a0} E_w}{4\pi k(3k-1)}} \left(\frac{r}{\sqrt[3]{m_w}} \right)^{-\frac{1}{2}} \cdot$$

$$\left\{ 1 - \left[\frac{3(k-1)E_w}{4\pi\rho_{a0}} \right]^{\frac{1-5k}{2(5k-3)}} \left(\frac{r}{\sqrt[3]{m_w}} \right)^{-\frac{3(5k-1)}{2(5k-3)}} \right\}$$

故有

$$\frac{t_+}{\sqrt[3]{m_w}} = g\left(\frac{r}{\sqrt[3]{m_w}}\right) \tag{2.30}$$

上述理论分析均以 $p_m \gg p_0$ 为前提，亦即对比距离 $\dfrac{r}{\sqrt[3]{m_w}}$ 不能过大。同样，由于接近炸点时爆轰产物对空气的作用比较复杂，有关假定未必合适，故上述有关公式要求对比距离 $\dfrac{r}{\sqrt[3]{m_w}}$ 不能过小。虽然适用范围受到局限，但对有关实验仍然具有一定的指导意义。

2.4.4　空气冲击波参数的工程计算

2.4.4.1　空气冲击波峰值超压的计算

根据大量的实验结果，梯恩梯球形装药（或形状相近的装药）在无限空气介质中爆炸时，空气冲击波峰值超压（单位 MPa）计算式为

$$\Delta p_m = 0.082\,40\,\frac{\sqrt[3]{m_w}}{r} + 0.264\,9\left(\frac{\sqrt[3]{m_w}}{r}\right)^2 + 0.686\,7\left(\frac{\sqrt[3]{m_w}}{r}\right)^3 \tag{2.31a}$$

或

$$\Delta p_m = \frac{0.082\,40}{\bar{r}} + \frac{0.264\,9}{\bar{r}^2} + \frac{0.686\,7}{\bar{r}^3} \tag{2.31b}$$

适用范围：$1 \leqslant \bar{r} \leqslant 10 \sim 15$。

式中，Δp_m 为无限空中爆炸时冲击波的峰值超压，MPa；m 为梯恩梯装药质量，kg；r 为到爆炸中心的距离，m；$\bar{r}$ 为对比距离，$m/kg^{2/3}$，由下式求得：

$$\bar{r} = \frac{r}{\sqrt[3]{m}} \tag{2.32}$$

无限空中爆炸是指炸药在无边界的空中爆炸。这时，空气冲击波不受其他界面的影响。一般认为，只有在装药的对比高度满足下式时，才能认为符合无限空中爆炸条件：

$$\frac{H}{\sqrt[3]{m}} \geqslant 0.35$$

式中，H 为装药离地面的高度，m。

对于其他炸药，由于爆热不同，可以根据能量相似原理，按下式换算成梯恩梯当量。例如，1 kg 黑索今的梯恩梯当量为 1.3 kg。

$$m = \frac{Q_v}{Q_{TNT}} \cdot m_0 \tag{2.33}$$

式中，m_0、m 分别为某炸药的实际质量和 TNT 当量；Q_v 和 Q_{TNT} 分别为某炸药和梯恩梯炸药的定容爆热。

装药在地面爆炸时，由于地面的阻挡，空气冲击波不是向整个空间传播，而只向一半无限空间传播，被冲击波带动的空气量也减少一半。装药在混凝土、岩石类的刚性地面爆炸时，可看作是 2 倍的装药在无限空间爆炸。于是，可将 $m_e = 2m$ 代入式（2.31a）进行计算。整理后得装药在刚性地面爆炸时空气冲击波的峰值超压：

$$\Delta p_{mG} = 0.104\,0\,\frac{\sqrt[3]{m}}{r} + 0.421\,8\left(\frac{\sqrt[3]{m}}{r}\right)^2 + 1.373\left(\frac{\sqrt[3]{m}}{r}\right)^3 \text{（MPa）}$$

$$\tag{2.34}$$

适用范围：$1 \leqslant \dfrac{\sqrt[3]{m}}{r} \leqslant 10 \sim 15$。

装药在普通土壤地面爆炸时，地面土壤受到高温、高压爆炸产物的作用发生变形、破坏，甚至抛掷到空中形成一个炸坑。1 t 梯恩梯在地面爆炸留下的炸坑约 38 m³。因此，在这种情况下就不能按刚性地面全反射来考虑，而应考虑地面消耗了一部分爆炸能量，即反射系数要比 2 小，在此种情况下 $m_w = (1.7 \sim 1.8)\,m$。于是，对普通地面可取 $m_w = 1.8\,m$，代入式（2.31a），得到装药在普通土壤地面爆炸时空气冲击波的峰值超压：

$$\Delta p_{mG} = 0.100\,1\,\frac{\sqrt[3]{m}}{r} + 0.391\,4\left(\frac{\sqrt[3]{m}}{r}\right)^2 + 1.236\left(\frac{\sqrt[3]{m}}{r}\right)^3 \text{（MPa）}$$

$$\tag{2.35}$$

适用范围：$1 \leqslant \dfrac{r}{\sqrt[3]{m}} \leqslant 10 \sim 15$。

如果装药在堑壕、坑道、矿井、地道内爆炸，则空气冲击波沿着坑道两个方向传播。这时卷入运动的空气要比在无限介质中爆炸的少得多，冲击波的压力同样可以根据能量相似律进行计算。

$$m_w = m\frac{4\pi r^2}{2S} = 2\pi\frac{r^2}{S}m$$

式中，S 为一个方向上传播的空气冲击波面积，等于坑道截面积，m^2。将上式代入式（2.31a）后可得

$$\Delta p_m = \frac{0.082\ 40}{r}\left(\frac{2\pi r^2 m}{S}\right)^{1/3} + 0.264\ 9\left(\frac{2\pi r^2}{S}\right)^{2/3}\left(\frac{\sqrt[3]{m}}{r}\right)^2 + 0.686\ 7\frac{2\pi r^2}{S}\left(\frac{\sqrt[3]{m}}{r}\right)^3$$

整理后为

$$\Delta p_m = 0.152\ 0\left(\frac{m}{Sr}\right)^{1/3} + 0.971\ 2\left(\frac{m}{Sr}\right)^{2/3} + 4.312\left(\frac{m}{Sr}\right)\ (\text{MPa})$$

如果装药在一端堵死的坑道内爆炸，那么空气冲击波只沿着坑道一个方向传播，这时将 $m_w = \frac{4\pi r^2}{S}m$ 代入式（2.31a）进行计算。

在装药近旁，空气冲击波波阵面压力与距离的关系很复杂。从装药近处到很远距离处冲击波超压的计算式如下：

当 $0.05 \leqslant \dfrac{r}{\sqrt[3]{m}} \leqslant 0.5$ 时，

$$\Delta p_m = 1.968\left(\frac{\sqrt[3]{m}}{r}\right) + 0.190\ 3\left(\frac{\sqrt[3]{m}}{r}\right)^2 - 3.924\times 10^{-3}\left(\frac{\sqrt[3]{m}}{r}\right)^3$$

当 $0.50 \leqslant \dfrac{r}{\sqrt[3]{m}} \leqslant 70.9$ 时，

$$\Delta p_m = 0.095\ 16\left(\frac{\sqrt[3]{m}}{r}\right) + 0.295\ 3\left(\frac{\sqrt[3]{m}}{r}\right)^2 + 0.422\ 8\left(\frac{\sqrt[3]{m}}{r}\right)^3$$

以上两式适用于无限空间的爆炸，其优点是计算对比距离的范围很宽。

2.4.4.2　正压区作用时间的计算

正压区作用时间 t_+ 是空气爆炸冲击波另一个特征参数，它是影响目标破坏作用大小的重要参数之一。如同确定 Δp_m 一样，它也是根据爆炸相似律、通过实验方法建立的经验公式。梯恩梯球形装药在无限空中爆炸时，t_+ 的计算式为

$$\frac{t_+}{\sqrt[3]{m}} = 1.35\times 10^{-3}\left(\frac{r}{\sqrt[3]{m}}\right)^{1/2} \tag{2.36}$$

如果装药在地面爆炸，则 m 应该以梯恩梯当量进行计算。对刚性地面以 $m_w = 2m$ 代入上式，而对普通土壤地面，$m_w = 1.8m$。例如，将 $m_w = 1.8m$ 代入上式，得

$$\frac{t_{+G}}{\sqrt[3]{m}} = 1.5 \times 10^{-3} \left(\frac{r}{\sqrt[3]{m}} \right)^{1/2} \tag{2.37}$$

以上两式中正压作用时间 t_+ 以 s 计, 装药量 m 以 kg 计, 距离 r 以 m 计。

2.4.4.3　比冲量的计算

比冲量是由空气冲击波波阵面超压曲线 $\Delta p(t)$ 与正压区作用时间直接确定的, 但计算比较复杂。根据实验测定的结果:

$$\frac{t_+}{\sqrt[3]{m}} = A \frac{\sqrt[3]{m}}{r} = \frac{A}{r} \tag{2.38}$$

比冲量 i_+ 的单位为 $N \cdot s/m^2$。梯恩梯炸药在无限空间爆炸时, $A = 196.2 \sim 245.25$。采用其他炸药时需要换算。由于比冲量与形成冲击波的爆炸产物速度成正比, 而爆炸产物速度又与炸药爆热的平方根成正比, 因此

$$i_+ = A \frac{m_0^{2/3}}{r} \sqrt{\frac{Q_v}{Q_{TNT}}} \tag{2.39}$$

如果装药在地面爆炸, 则对刚性地面 $m_w = 2m$, 对普通土壤地面, $m_w = 1.8m$。以普通土壤地面为例:

$$i_{+G} = (294.3 \sim 362.97) \frac{m^{2/3}}{r}, r > 12r_0$$

2.5　弹丸爆炸破片及对人体的损伤

2.5.1　破片的主要特征

破片是指壳体在内部炸药爆炸作用下猝然解体而产生的一种杀伤元, 可分为自然破片、预制破片和预控破片三种类型, 而手枪弹也是一种杀伤力较强的破片。破片的特征参数主要包括破片材料、动能、速度、质量、结构、形状、初始章动角（着靶姿势）、数量和空间分布。破片动能和能量传递率（向人体组织器官）是影响破片致伤能力的两大要素。破片动能主要受速度的影响, 其次是质量的影响, 而破片能量传递率主要受形状系

数的影响。因此，破片对人员的杀伤效果与这些特征参数有关。

2.5.2　破片对人体的损伤机理

破片射击人体的过程中，可损失其部分或全部动能，并将损失的能量传递给人体组织器官，最终导致破片速度、姿态、形状和温度的改变以及人体组织器官的各种创伤效应。破片致命损伤的靶器官主要是心脏、肺脏和颅脑等人体关键器官，并且心脏和脑损伤是使人致命的关键因素。破片对人体的损伤效应主要表现在破片的直接损伤作用、瞬时空腔效应、远达效应和压力波的致伤作用。

1. 直接损伤作用

当破片击中人体组织器官后，会对组织器官产生直接的挤压、切割、撕裂和穿透等损伤作用，其损伤程度主要取决于破片特征参数以及破片击中人体部位的特性和解剖结构。关于破片的贯通伤，只有在破片击中心脏、脑部等关键器官后，才会对人体造成致命损伤，而对于人体四肢和其他一些非关键器官，在不考虑失血过多的情况下，即使被破片击中，对人体造成致命损伤的可能性也很小。

2. 瞬时空腔效应

破片击入人体组织器官后，会在破片后形成数倍于破片尺寸、持续数毫秒、搏动数次的瞬时空腔。由于瞬时空腔迅速而急剧地扩张与收缩，周围组织会受到牵拉和撕裂，产生明显的变形而造成组织器官的损伤，其致伤程度取决于组织的密度、破片的速度、伤道的长短以及破片在组织内的稳定性。

3. 远达效应

远达效应是指破片未直接命中组织器官，而发生于远离破片致伤区域的损伤，其损伤是在命中瞬间或伤后极短时间内发生的。

4. 压力波的致伤作用

当破片命中人体组织器官后，其部分能量也会以压力波的形式传递给人体组织器官。压力波的形式主要包括：运行于破片前的高压冲击波，其速度与组织中的声速相近，峰值可达数十个大气压，但持续时间较短；运行于破片后的瞬时空腔压，其压力可达数个大气压，使组织按牛顿定律向四周运动而造成损伤。

2.5.3　弹丸破片的形成

炸药爆轰形成高能量密度气体爆轰产物，而爆轰产物的剧烈膨胀流动，必然促使与其接触的介质或目标发生加速运动或变形。若炸药由弹壳强约束，爆炸释放的能量驱动壳体破裂形成破片高速运动，这一问题的理论研究和具体实现具有很重要的实际意义。爆炸对壳体的驱动过程规律及破片速度的计算是各种杀伤榴弹及导弹战斗部威力设计的基础，也是安全防护需要解决的问题。

弹药自然破片，是指在装药爆炸作用下，弹体自然形成的破片，不包括钢珠钨块等预制破片和弹体带预刻槽所形成的预刻破片。如图 2.15 所示，位于起爆源附近的炸药，在起爆能量作用下，开始发生物理化学反应，形成爆轰产物和爆轰波波阵面。爆轰产物的巨大压力和冲量作用在弹体内壁上，使弹壁金属变形；同时，爆轰波波阵面的爆轰压力可达 $(2 \sim 3) \times 10^4$ MPa，并以 $7 \sim 8$ km/s 的速度向未反应区推进，直至弹丸内全部炸药爆轰完毕。炮弹从头部开始起爆至全部爆轰完毕，一般需几十微秒时间，如 122 mm 榴弹为 60 μs，20 mm 榴弹为 10 μs。

图 2.15　弹丸爆轰过程示意图

随着爆轰波的传播，弹体承受很大的爆轰产物压力，并开始变形。当变形达到一定程度时弹体内部最薄弱处则出现裂点，裂点也以一定速度并沿一定路径向内外表面扩延，形成裂纹。裂纹继续扩展，并彼此相交使弹体破裂形成破片。

由于弹体在膨胀过程中获得了很高的变形速度，因此弹体所形成的破片速度很高。此后破片飞散时，在爆轰产物压力的作用下还略有加速。但破片受到的空气阻力作用很快和爆轰产物的作用力相互平衡，这时破片速度达最大值，称为破片初速。破片初速一般在 600 ~ 1 500 m/s 范围内，而达到初速的位置一般距爆炸中心 2 ~ 3 倍口径。如 122 mm 钢质榴弹，破片初速约为 1 080 m/s，其相应位置约距爆炸中心 250～300 mm。

2.5.4　破片初速

关于破片初速的计算，有相当多的研究文献可供参考，按对弹体运动变形的假定情形不同，选择其中典型研究成果予以简要介绍。由于理论研究都需要一定的前提假设，与实际情况总存在或大或小的误差，如果有实测数据，应以其为准。

2.5.4.1　弹体不可压缩流体模型

指不考虑破片形成过程中的弹体强度和可压缩性，将其运动和变形视为流体流动过程，爆轰产物膨胀做功只用于克服弹体的运动惯性。

1. 数值计算

如图 2.16 所示，将弹丸装药爆轰过程视为轴对称起爆，不考虑弹丸口部和尾部及有限长装药的影响。

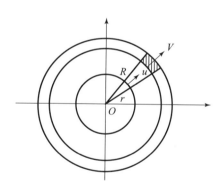

图 2.16　爆轰产物与破片速度示意图

炸药爆轰结束瞬间为初始时刻，此后爆轰产物做膨胀流动，推动弹体加速运动，直至加速作用消失，此时弹体运动速度即为破片初速。

对爆轰产物，从初始时刻开始，其膨胀流动符合质量守恒定律和动量守恒定律，但其能量要消耗一部分用于弹体加速。故在流场内部，质量守恒方程和动量守恒方程分别为

$$\frac{\mathrm{d}\rho_g}{\mathrm{d}t} + \rho_g \frac{\partial u_g}{\partial r} + \frac{\rho_g u_g}{r} = 0 \tag{2.40}$$

$$\frac{\mathrm{d}u_g}{\mathrm{d}t} + \frac{1}{\rho_g}\frac{\partial p_g}{\partial r} = 0 \tag{2.41}$$

式中，下标"g"表示爆轰产物状态参量。

上述两个方程中共有 3 个未知量，还需补充爆轰产物气体状态方程。

一般认为爆轰产物仍然属于 $\gamma = 3$ 的等熵流动，则有能量方程

$$p_g \rho_g^{-3} = f(T_g) \tag{2.42}$$

$$p_g = p_H \left(\frac{\rho_g}{\rho_H}\right)^{\frac{1}{3}} \tag{2.43}$$

式中，T_g 为气体温度。

对弹体，根据牛顿第二定律有

$$m_p \frac{\mathrm{d}V_p}{\mathrm{d}t} = 2\pi R p_R \tag{2.44}$$

$$V_p = \frac{\mathrm{d}R}{\mathrm{d}t}$$

式中，m_p 为轴向单位长度上的弹体质量，kg/m。

弹体与爆轰产物作用和运动的耦合条件为

$$\begin{cases} p_g(r = R) = p_R \\ u_g(r = R) = V_p \end{cases} \tag{2.45}$$

初始条件为

$$\begin{cases} r(t = 0) = r_0, V_p(t = 0) = 0 \\ p_g(t = 0) = p_H = (3 - 2\sqrt{2})\rho_0 D_r^2 \\ \rho_g(t = 0) = \frac{3}{2}\rho_0, u_g(t = 0) = (\sqrt{2} - 1)D_r \end{cases} \tag{2.46}$$

式中，ρ_0 为炸药密度；D_r 为炸药爆速。

利用差分原理，在初始条件式（2.46）下，联立求解方程式（2.40）～式（2.45），可以通过数值计算求解破片初速，计算截止点为初速相对增量小于给定误差。

2. 爆轰产物状态均布条件下的解析计算

假设爆轰产物内部状态参量均匀分布，且符合理想气体绝热流动条件，即

$$pW^k = p_H W_H^k \tag{2.47}$$

式中，p 为爆轰产物膨胀至某时刻的体积；W 为该时刻爆轰产物膨胀的体

积；k 为多方指数（取 $k = 3$）；下标"H"表示炸药全部爆轰完毕瞬间。

考察单位长度的炸药和弹体，则有

$$p = p_H \left(\frac{r_0}{r} \right)^{2k} \qquad (2.48)$$

式中，r_0 为弹体内腔半径，即爆炸完成瞬间爆轰产物外界面半径。

将弹体视为不可压缩流体，设单位长度弹体质量为 m_t，而任意时刻，单位长度弹体所受爆轰产物压力为

$$F = 2\pi r p$$

根据牛顿第二定律，有

$$m_t \frac{\mathrm{d}V_p}{\mathrm{d}t} = 2\pi r p$$

令任意时刻膨胀比 η 为

$$\eta = \frac{r}{r_0}$$

代入式（2.48），则有

$$\frac{\mathrm{d}V_p}{\mathrm{d}t} = \frac{2\pi p_H r_0}{m_t}$$

由于

$$\frac{\mathrm{d}V_p}{\mathrm{d}t} = V_p \frac{\mathrm{d}V_p}{\mathrm{d}r} = \frac{V_p}{r_0} \frac{\mathrm{d}V_p}{\mathrm{d}\eta}$$

故有

$$V_p \mathrm{d}V_p = \frac{2\pi p_H r_0^2}{m_t} \eta^{1-2k} \mathrm{d}\eta \qquad (2.49)$$

考虑到

$$V_p(\eta = 1) = 0$$

对式（2.49）积分，可得

$$V_p^2 = \frac{2\pi p_H r_0^2}{(k-1)m_t}(1 - \eta^{2-2k})$$

将 $k = 3, p_H = 2\rho_0 E_\omega$ 代入，得

$$V_p = \sqrt{\frac{\pi \rho_0 r_0^2}{m_t}} \cdot \sqrt{2E_\omega} \cdot (1 - \eta^{-4})^{\frac{1}{2}} \qquad (2.50)$$

由于单位长度炸药质量为

$$m_\omega = \pi \rho_0 r_0^2$$

令弹丸炸药装填系数为

$$\alpha = \frac{m_\omega}{m_t + m_\omega} \tag{2.51}$$

考虑到破片初速形成之时，弹体半径在 $2 \sim 3$ 倍口径，即 η 一般都在 $4 \sim 6$，故有 $\eta^{-4} \ll 1$。因此有

$$V_p = \sqrt{2E_\omega} \cdot \sqrt{\frac{\alpha}{1-\alpha}} \tag{2.52}$$

3. 爆轰产物状态轴对称起爆条件下的解析计算

根据上述轴对称起爆问题研究结果，假定在爆轰结束后，其内爆轰产物状态仍然具有线性自模拟性质，且按 $\gamma = 3$ 做等熵膨胀。

若某时刻 t_g 爆轰产物与弹体的分界面上的产物位置为 r_g、状态分别为密度 ρ_g、压力 p_g、破片速度为 V_p。则有

$$\frac{m_s}{h}\frac{dV_p}{dt} = 2\pi r_g p_g \tag{2.53}$$

$$\frac{p_g}{p_H} = \left(\frac{\rho_g}{\rho_H}\right)^3 \tag{2.54}$$

式中，h 为所考察弹体长度；m_s 为弹体质量。

按轴对称起爆问题研究结果，爆轰产物总质量为

$$m_g = \frac{2\pi}{3}\rho_g h r_g^2$$

炸药总质量为 $\pi\rho_0 h r_0^2$，其中，ρ_0 为炸药初始密度，r_0 为弹体初始内径。则根据质量守恒规律，有

$$\rho_g r_g^2 = \frac{3}{2}\rho_0 r_0^2 \tag{2.55}$$

将式（2.55）代入式（2.54）得

$$\frac{p_g}{p_H} = \left(\frac{\rho_g}{\rho_H}\right)^3 = \frac{27}{8}\left(\frac{\rho_0}{\rho_H}\right)^3\left(\frac{r_g}{r_0}\right)^{-6} \tag{2.56}$$

代入式（2.53）得

$$\frac{m_s}{h}\frac{dV_p}{dt} = \frac{27\pi}{4}\cdot p_H \cdot \left(\frac{\rho_0}{\rho_H}\right)^3 \cdot r_g\left(\frac{r_g}{r_0}\right)^{-6} \tag{2.57}$$

考虑到有 $\dfrac{dV_p}{dt} = V_p\dfrac{dV_p}{dr_g}$，可得

$$V_p dV_p = \frac{27\pi}{4}\cdot\frac{h}{m_s}p_H\cdot\left(\frac{\rho_0}{\rho_H}\right)^3\cdot r_g\left(\frac{r_g}{r_0}\right)^{-6}dr_g$$

$$= \frac{27\pi}{4} \frac{h}{m_s} \cdot p_H r_0^2 \left(\frac{r_g}{r_0}\right)^{-5} d\left(\frac{r_g}{r_0}\right)$$

积分可得

$$V_p^2 = \frac{27\pi}{8} \frac{h}{m_s} \cdot p_H r_0^2 \cdot \left(\frac{\rho_0}{\rho_H}\right)^3 \cdot \left[1 - \left(\frac{r_0}{r_g}\right)^4\right]$$

考虑到 h 长度的炸药质量为 $m_\omega = \pi r_0^2 h \rho_0$，故有

$$V_p^2 = \frac{27}{8} \frac{m_\omega}{m_s} \cdot \frac{p_H}{\rho_0} \cdot \left(\frac{\rho_0}{\rho_H}\right)^3 \cdot \left[1 - \left(\frac{r_0}{r_g}\right)^4\right] \tag{2.58}$$

将爆轰波初始参数代入后得

$$V_p^2 = \frac{m_\omega}{m_s} \cdot 2E_\omega \cdot \left[1 - \left(\frac{r_0}{r_g}\right)^4\right] \tag{2.59}$$

考虑到破片初速形成时，$\left(\dfrac{r_0}{r_g}\right)^4 \ll 1$，故有

$$V_p = \sqrt{\frac{\alpha}{1-\alpha}} \cdot \sqrt{2E_\omega} \tag{2.60}$$

式中，α 为炸药装填系数。

式（2.52）与式（2.60）完全相同，且都是略去弹体膨胀程度影响的结果。上述解析计算过程可以作为方法论参考，但须注意，爆轰产物与弹体的耦合条件只有压力相等，没有质点运动速度相等，之后自然也不能时时相等。纠结之处在于，两者速度相等则无法解释爆轰完成瞬间爆轰产物分界面气体介质流动速度 u_H 何以能与几乎静止的弹体速度相等，不相等则意味着介质要挤入弹体或发生周向流动。下面的格尼解析法则假设两者相等。

4. 格尼解析计算方法

格尼（Gurney）在推算破片初速时按照能量守恒定律假定：弹丸装药爆轰瞬间完成；炸药能量全部转换为弹体破片动能和爆轰产物动能；爆轰产物膨胀速度服从线性分布，且不考虑其内能的变化；所有破片初速相等。

则由能量守恒定律可知

$$E_y = E_c + E_g$$

式中，炸药总能量为 $E_y = m_\omega \cdot E_\omega$；爆轰产物总动能为 $E_c = \dfrac{1}{4} m_\omega \cdot V_p^2$；弹

体破片总动能为 $E_{\mathrm{g}} = \dfrac{1}{2} m_{\mathrm{s}} \cdot V_{\mathrm{p}}^2$。

故可得

$$V_{\mathrm{p}} = \sqrt{2E_{\omega}} \sqrt{\dfrac{m_{\omega}}{m_{\mathrm{s}} + 0.5 m_{\omega}}} \tag{2.61}$$

式中，m_{ω}、m_{s} 分别为炸药与弹体的质量，kg；E 为单位质量炸药所含能量，J/kg；$\sqrt{2E_{\omega}}$ 为取决于炸药性能的格尼常数，m/s，对于 TNT 炸药，$\sqrt{2E} = 2\,439$（m/s），对于其他炸药，可查阅有关资料获得。

将装填系数代入后可得

$$V_{\mathrm{p}} = \sqrt{2E_{\omega}} \cdot \sqrt{\dfrac{\alpha}{1 - 0.5\alpha}} \tag{2.62}$$

从形式上看，式（2.52）、式（2.60）与式（2.62）相同。

国内有人通过研究认为，对于非榴弹（如：破甲弹、引信传爆管等）而言，由于炸药爆炸的能量不能全部作用在弹体上，相当部分的能量要作用在药型罩等零件上，加之弹体形状与榴弹相比更加不规则，因此，不同部位的破片初速计算，应该使用相应的有效装药量代替 m_{ω}，相应部位的壳体质量代替弹体质量 m_{s}，并对系数 0.5 进行必要的修正，才能保证工程计算的精度。

2.5.4.2 弹体动载响应固体模型

该模型本质上是利用能量守恒原理，但需要同时考虑弹体运动和材料强度作用，即弹体加速和变形所消耗的爆轰产物能量。对于真实战斗部来说，影响破片初速的因素较多，为了突出主要矛盾并简化问题，作以下三点假设：①假定爆轰瞬时完成，对于壳体质量大于装药质量的战斗部来说，相对于爆轰完成的时间，壳体从变性、破裂到破片飞散到达初速所需时间要大得多，近似计算时采用此假设可以接受；②不考虑爆轰产物沿装药轴向的飞散；③壳体等壁厚，爆炸后形成的所有破片初速相等。

根据能量守恒定律，在上述假设下，球形和圆柱形装药的破片初速可由下式确定：

$$E_{\mathrm{c}} + E_{\mathrm{g}} + E_{\mathrm{e}} + E_{\mathrm{M}} + E_{\mathrm{i}} = E_{\mathrm{H \cdot E}} \tag{2.63}$$

式中，E_{c} 为破片总动能；E_{g} 为爆轰产物总动能；E_{e} 为爆轰产物总内能；E_{M} 为

壳体总变形能；E_i 为壳体周围介质（空气、水、土壤）所吸收的总能量；$E_{\text{H·E}}$ 为炸药在爆炸过程中释放的总能量：

$$E_{\text{H·E}} = m_w Q_v \tag{2.64}$$

式中，m_w 为炸药装药质量，kg；Q_v 为炸药爆热，J/kg。

1. 破片总动能 E_c

壳体在爆炸后，形成一系列的破片，以 m_1，m_2，$\cdots$，m_n 代表各破片的质量，对于预制破片战斗部近似认为各破片质量相等。根据前述破片初速相等的假设，各破片初速均为 V_p。

设战斗部爆炸时被爆轰产物推动的壳体质量为 m_s，则有

$$E_c = \frac{1}{2} m_s V_p^2 \tag{2.65}$$

2. 爆轰产物总动能 E_g

球形、圆柱形和平面壳体飞散时，产物动能可用下式表示：

$$E_g = \frac{m_w V_p^2}{\xi} \tag{2.66}$$

式中，ξ 为壳体形状函数。对球形壳体：$\xi = \dfrac{2(2n+3)}{3}$；对圆柱形壳体：$\xi = 2n+2$；对平面壳体：$\xi = 2(2n+1)$。其中，n 为指数，它表示爆轰产物的流动速度沿径向的变化规律。

$$u_g = \varphi(t) r^n$$

式中，u_g 为爆轰产物在离轴心为 r 处的流动速度，m/s；$\varphi(t)$ 为时间函数。

比较式（2.65）与式（2.66），意味着可以把爆轰产物的动能 E_g 视为以虚拟质量 $\bar{m}_\omega$ 和破片初速 V_p 运动的动能。即

$$E_g = \frac{\bar{m}_w V_p^2}{2} = \frac{\mu}{2} \cdot m_w V_p^2 \tag{2.67}$$

假定爆轰产物的流动速度 u_g 沿径向分布服从线性关系（即 $n=1$），则对于球形、圆柱形和平面壳体，爆轰产物的虚拟质量与实际质量之比 μ 分别为 3/5、1/2 和 1/3。

爆轰产物的动能公式相应为

$$\begin{cases} \text{球形壳体 } E_g = \dfrac{3}{10}m_w V_p^2 \\[2mm] \text{圆柱形壳体 } E_g = \dfrac{1}{4}m_w V_p^2 \\[2mm] \text{平面壳体 } E_g = \dfrac{1}{6}m_w V_p^2 \end{cases} \tag{2.68}$$

3. 爆轰产物总内能 E_e

$$E_e = m_\omega \cdot e_e$$

式中，e_e 为爆轰产物单位质量的内能。且

$$e_e = \int_0^\infty p\,\mathrm{d}v \tag{2.69}$$

式中，v 为对应于壳体完全破裂时爆轰产物的比热容，可由实验方法来确定，也可由壳体在爆轰产物作用下飞散过程的数值计算方法来确定。

在爆轰产物膨胀过程中，比热容 $v \propto \infty$ 时，可以有不同形式的等熵方程。近似采用 $p = A\rho^\gamma$，并假定多方指数 γ 为常数，则爆轰产物的比内能为

$$e_e = \int_0^\infty A v^{-\gamma}\,\mathrm{d}v = \frac{pv}{\gamma - 1} \tag{2.70}$$

爆轰产物的总内能为

$$E_e = \frac{m_w p}{\rho(\gamma - 1)} \tag{2.71}$$

式中，p、ρ、γ 在爆轰产物膨胀过程中实际上都是变量。对应于壳体获得最大飞散速度瞬间的压力和密度 ρ 可由相应的公式近似地确定，以圆柱形壳体为例，可采用下式：

$$\begin{cases} \dfrac{\bar{p}_m}{p} = \left(\dfrac{r_0}{r}\right)^{2\gamma_1} \\[3mm] \dfrac{\rho_0}{\rho} = \left(\dfrac{r}{r_0}\right)^2 \end{cases} \tag{2.72}$$

式中，$\bar{p}_m = \dfrac{\rho_0 D^2}{8}$ 为瞬时爆轰的平均压力；γ_1 为爆轰过程中产物的多方指数。

4. 壳体总变形能 E_M

材料在静载荷下受力超过屈服极限后所吸收的变形功，常以图 2.17 中应力–应变曲线下的面积 $OABD$ 表示。战斗部壳体承受的爆炸载荷，其特点是载荷幅度高、时间短、应变率高，因此可不考虑弹性变形的影响，而直接用单位体积金属破坏能 A_p 来计算。

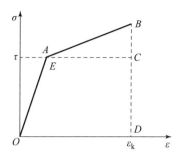

图 2.17　应力 – 应变曲线

则壳体的总变形能 E_M 为

$$E_M = \frac{m_s}{\rho_s} \int_0^{\varepsilon_K} \sigma_i \mathrm{d}\varepsilon_i = \frac{m_s}{\rho_s} A_{p.g} \qquad (2.73)$$

式中，σ_i 为应力；ε_i 为应变；ε_K 为壳体破裂时的应变量；m_s 为壳体金属质量；ρ_s 为壳体材料的密度；A_p 为单位体积金属的破坏能（$A_{p.g}$ 为动态破坏能，$A_{p.c}$ 为静态破坏能）。

常用金属材料动载荷和静载荷下的破坏应变和破坏能见表 2.2。

表 2.2　常用金属材料的破坏应变和破坏能

材料	$A_{p.c}/(\mathrm{J\cdot m^{-3}})$	$A_{p.g}/(\mathrm{J\cdot m^{-3}})$	$\varepsilon_{p.c}$	$\varepsilon_{p.g}$	$K = \dfrac{A_{p.g}}{A_{p.c}}$
黄铜	$1\,079.0 \times 10^7$	$2\,286 \times 10^7$	0.255	0.537	2.10
铜	117.7×10^7	$1\,471 \times 10^7$	0.045	0.563	12.50
不锈钢	$2\,766.0 \times 10^7$	$2\,698 \times 10^7$	0.455	0.445	0.98
钛	549.4×10^7	$1\,923 \times 10^7$	0.106	0.368	3.50
铝	21.6×10^7	667×10^7	0.016	0.500	31.00
软钢	588.6×10^7	$1\,962 \times 10^7$	0.169	0.560	3.30
铝合金	559.2×10^7	932×10^7	0.152	0.254	1.67

5. 壳体周围介质吸收的能量 E_i

在介质中传播的冲击波波阵面的最大速度可认为等于壳体的最大速度。由气体动力学动量方程可知，介质反作用于壳体外表面的压力为

$$p = \rho_c V_p D(u) \qquad (2.74)$$

式中，ρ_c 为介质的初始密度；$D(u)$ 为介质中的冲击波速度，可由壳体速度 V_p 来确定。

一般可认为，作用于壳体上的压力 p 是常数，则传给介质的能量等于壳体膨胀时用来克服介质阻力所做的功。

对于各种形状的壳体，E_i 的表达式为

$$E_i = p \cdot W_p \left[\left(\frac{R}{R_0} \right)^N - 1 \right] \tag{2.75}$$

式中，R_0 为壳体的初始外半径；W_p 为壳体获得最大速度 V_p 时的体积；R 为壳体获得最大速度 V_p 时的外半径；N 为与壳体形状有关的系数。

若壳体为圆柱形，且周围空气介质为理想气体，则壳体膨胀在空气中产生的冲击波速度为

$$D(u) = \frac{V_p(k+1)}{2}, N = 2$$

代入式（2.74）和式（2.75），可得

$$E_i = W\rho_c V_p^2 \frac{(k+1)}{2} \left[\left(\frac{R}{R_0} \right)^2 - 1 \right] \tag{2.76}$$

将 E_c、E_g、E_e、E_M、E_i、$E_{H \cdot E}$ 表达式代入式（2.63），得

$$\frac{m_s V_p^2}{2} + \frac{m_w V_p^2}{\xi} + \frac{m_w p}{\rho(\gamma - 1)} + \frac{m_s A_p}{\rho_s} + \frac{W\rho_c V_p^2 (k+1) \left[\left(\frac{R}{R_0} \right)^2 - 1 \right]}{2} = m_\omega Q_v$$

$$\tag{2.77}$$

根据前述介绍，破片初速形成时，R 与 R_0 的比值在 $4 \sim 6$。由此计算，弹丸装药爆炸传给周围介质的能量 E_i 一般占总能量 1% 以下，可以忽略不计。故得

$$\begin{cases} \dfrac{m_s V_p^2}{2} + \dfrac{m_w V_p^2}{\xi} + \dfrac{m_w p}{\rho(\gamma - 1)} + \dfrac{m_s A_p}{\rho_s} = m_\omega Q_v \\[3mm] \dfrac{m_s V_p^2}{2m_w} + \dfrac{V_p^2}{\xi} + \dfrac{p}{\rho(\gamma - 1)} + \dfrac{m_s A_p}{m_w \rho_s} = Q_v \\[3mm] \left(\dfrac{1}{\xi} + \dfrac{m_s}{m_w} \right) V_p^2 = Q_v - \dfrac{m_s A_p}{m_w \rho_s} - \dfrac{p}{\rho(\gamma - 1)} \end{cases} \tag{2.78}$$

令 $\beta = \dfrac{m}{m_s}$，可得

$$V_p = \sqrt{ \left[Q_v - \frac{A_p}{\beta \rho_s} - \frac{p}{\rho(\gamma - 1)} \right] \frac{2\beta}{1 + 2\beta/\xi} } \tag{2.79}$$

上式对于平面装药、球形装药和无限长的圆柱形装药皆可适用。应该指出的是，式（2.79）是以等壁厚壳体作为前提的，若壳体的壁厚为变壁厚，则壳体不同部位的破片初速是不等的。另外，此公式未计及爆轰产物沿装药轴向的飞散和壳体破裂时爆轰产物的飞散，未计及爆轰波与壳体的相互作用。因此，对于其他不同情况下的装药，按式（2.79）计算的数值高于某些实测平均速度的数值。

考虑到壳体变形能 E_M 约占总能量 1%，在许多情况下可忽略不计，此时式（2.79）简化为

$$V_p = \sqrt{(Q_v - E_e) \frac{2\beta}{1 + 2\beta/\xi}} \qquad (2.80)$$

在某些场合，用炸药爆速 D 表示破片初速更为方便。对理想气体混合物来说，爆速 D 与爆热 Q_v 有以下关系：

$$D = \sqrt{2(\gamma^2 - 1)Q_v} \qquad (2.81)$$

应该注意的是，式（2.81）应用于凝聚相炸药时存在一定误差。实验表明，对于装药密度 $\rho_0 = (1.6 \sim 1.8)$ g/cm³，用 $\gamma = 3$（此时 $D = 4\sqrt{Q_v}$）计算得到的爆速 D 比实测要高 10% ~ 15%。有学者建议采用公式 $\sqrt{Q_v - E_e} = \dfrac{D}{4}$ 更为符合实际。将此式代入式（2.80），得

$$V_p = \frac{D}{2} \sqrt{\frac{\beta}{2(1 + 2\beta/\xi)}} \qquad (2.82)$$

上述理论推导，都以一定假设为前提，计算结果与实测值相比，总存在不同程度的误差。有学者根据理论分析，结合实测数据进行拟合，得到此半经验公式或经验公式，也都有一定的适用范围，不可不加前提地直接引用。如果对已知弹药进行威力校核或安全防护设计，则应尽可能使用破片初速实测数据。

2.5.5　破片对人体的损伤

2.5.5.1　空腔形成理论

破片射入靶器官后，伤道的直径仍继续增大，直到形成最大瞬时空腔为止。目前对空腔形成理论有几种解释，但尚无确切完整的理论来解释这

一现象的本质。

一种解释是：瞬时空腔的形成是由于弹头的翻滚。从实验现象看，空腔直径迅速胀大的起始位置，往往就是弹头章动角迅速增大的起始位置，而且随着章动角的增大，阻力值也将激增。但这种解释无法说明钢球射入组织时，也能观察到"葫芦状"瞬时空腔。

Berlin 等的解释：当高速弹头射入介质时，弹头前部的介质流动是"黏附"的，借其惯性继续从弹道外流。此介质沿着某一曲线与弹头表面分离，并在弹头后方形成空腔。在水或组织中，此腔充满了空气。如果腔内的空气形成一些小气泡，这些气泡可能逐渐扩大并联合起来，形成一个连续而扩大的空腔，如果没有空气，就不会出现空腔。若介质是装在刚性容器内，则不会出现空腔。

2.5.5.2　软组织永久伤道

高速破片穿过软组织后出现弹后空腔。这部分空腔膨胀到最大时，直径可达弹径的 20～30 倍之多，但很快就萎缩，然后经过若干次扩张—收缩—再扩张—再收缩的脉动而逐渐消失，最后留下一个容积小得多的肉眼能看到的伤腔，这个残留的伤腔，称为永久伤道（原发伤道）。软组织损伤程度与瞬时空腔有重要的关系。

速度较低的钢球穿过软组织后，可产生小的入口和出口，一般来说，出口小于入口；有时肌肉上的出口仅呈现一小裂缝，这是骨肉纤维沿其纵轴方向裂开所致。但速度较高时，特别是速度在 150 m/s 左右的钢球，多造成浅而宽的入口，伤道复杂。

形状不规则的破片，造成的入口和出口形状、大小，取决于破片的速度和进入组织与离开组织时的姿态。如果破片的碰撞速度不高，并以小的投影面积进入和离开组织时，入口和出口就较小；假如破片速度在 1 000 m/s 以上，通常也呈浅而宽的入口。

速度在 1 000 m/s 以下的钢球穿过肌部肌肉后，留下的永久伤道一般呈纺锤形。在后肢的中心部位（肌肉丰满）所形成的伤道直径最大。实际上是由一串纺锤形状的空腔组成，这与该部肌肉的解剖学结构有关。当钢球侵彻肌组织时，在弹道上所穿过的肌肉都留下永久性伤腔。由于肌间结缔组织富有弹性，则其永久性伤腔比肌组织损伤要小。有时肌肉会沿筋膜撕开，从而形成扇形损伤。

当空腔涉及类似刚性结构的骨骼时，它的形状就会发生改变。由于瞬时空腔作用，软组织会被牵拉而离开骨骼，瞬时空腔塌陷后，这些组织往往不再恢复原位。

高速摄影和高速 X 光影像表明，永久伤腔内的组织，在破片侵彻过程中会被抛出体外，一部分从入口以激溅形式抛出，一部分从出口以同样形式抛出。

2.5.5.3　组织内的压力变化

软组织受高速破片侵彻后，在组织内会观测到以下压力变化。

冲击波在破片碰撞组织表面时发生，是一个很陡的压力脉冲。这个脉冲以略大于 1 500 m/s 的速度向组织内部传播。压力波通过不同介质的界面时，也会发生反射、折射和绕射现象。如果压力波是由声阻抗低的介质进入声阻抗高的介质，那么介质面上反射的就是压缩波；如果压力波由声阻抗高的介质进入声阻抗低的介质，则介质面反射的波就是拉伸波。冲击波在人体中传播时，由于各种组织的密度、形状、大小等方面的差异，压力波的运动情况复杂很多。

弹前高压区是指紧贴弹头前端及其侧面有一个很高的压力区。这个高压区随弹头一起运动。

弹后压力震荡，发生在弹头穿过组织后 $100 \sim 1\,000\ \mu s$，震荡周期为 $2 \sim 3\ ms$，压力峰值比前面的冲击波峰值小得多，且在震荡过程中迅速衰减。

2.5.5.4　伤道的入口和出口

高速破片碰撞人体，皮肤必然会有损伤，而皮肤对伤道的性质，特别是对伤道入口、出口有很大的影响。

皮肤是由表皮、真皮和皮下组织三部分组成的，它具有丰富的胶原纤维、弹性纤维和网状纤维，并呈纵横交错排列。皮肤的弹性很大，破片对其致伤时，只要撞击力不超过皮肤的弹性限度，它就可立刻回缩，留下一个相当于弹头直径大小的弹孔。伤道有贯通伤道、盲管伤道和切线伤。

贯通伤道的入口、出口有三种类型：入口、出口同大；出口大于入口；入口大于出口。

弹头以一定的速度，正位穿过组织，又不破坏组织收缩力，常造成同等大小的入口、出口。

出口大于入口多由于致伤弹头在组织内失稳，因而扩大了弹头与组织的接触面积，伤腔内压力较高，尤其是在弹头变形、破碎以及骨折时，伤腔的压力更高。弹头伴随着这种较高的压力冲出体外，导致皮肤撕裂，造成较大的出口。

入口大于出口主要是近距离的枪弹伤，章动角大，加上弹头速度快、冲击力大，破坏了入口皮肤回缩力；又因弹头仍有很大的动能，迅速穿出体外，未引起出口处皮肤撕裂，故可形成入口大于出口的伤口。自伤者常见到这种伤口，并可在入口处周围的皮肤上，看到火药粉末烧伤现象。

盲管伤道仅有入口，没有出口。破片的全部能量都消耗在组织内。

切线伤的入口和出口在同一点上，并与体表呈切线，伤道表浅呈沟槽状。

2.5.5.5　伤道形态

1. 伤道断面

伤道各段横断面的直径及外形因破片的形状和组织特性的不同而有很大的差异。从弹药方面看，与致伤破片的速度、质量和形状等有很大关系。当其他条件相同时，致伤破片阻力面积越大，伤道断面越宽。低速破片一般仅产生原发伤道；高速破片不仅产生原发伤道，而且还出现瞬时伤道（空腔），另外，受伤组织的弹性、韧性和黏性，以及是否含水等因素，对伤道大小都有很大影响。如肌肉在收缩时，比松弛状态时要宽。肝脏的原发伤道比肌组织的要大，并多呈放射状裂开。实验发现，在肌组织受伤的整个伤道中，从形态上可分入口、中间和出口部。入口部也是伤道的起始部，其直径略大于破片直径，呈直管形。入口部的长短，可因致伤弹的类型及其在介质内的性态而有差异。伤道中间部的直径，可为入口部直径的数倍乃至十数倍，形成环状，且与伤道入口部基本保持在同一轴线上。伤道出口直径较中间部明显缩小，其延续的长度也较入口部为短。如果有骨折，其碎片作为断发性破片作用于伤道，不仅伤腔大，而且伤道壁常有嵌镶的骨碎处，并形成许多盲道，治疗时应注意伤口的清理。

2. 伤道偏斜

任何破片穿过不同组织时，其运动方向常有很大变化。伤道常发生偏斜和弯曲，不呈一条直线。伤道偏斜的产生，与破片的弹道特点和受伤组织的性质及器官邻界关系有直接关系。就破片而言，当其他条件相同时，致伤弹的碰击动能越大，发生原发性偏斜的可能性越小；如其碰击动能越小，越易发生伤道的偏斜变位。这种偏斜，不仅见于骨骼，其他致密组织如筋膜、肌腱等也能产生。小质量破片伤，容易发生伤道偏斜。特别是钢球弹伤，由于钢球为一小而圆的光滑球体，射入肌体后遇阻，更易改变方向，常出现不规则的伤道，甚至可见曲折迂回的复杂弹道及多个脏器伤。钢球所致的颅脑伤较严重，除一般伤道外，还受钢球对骨骼的弹性作用的影响，即由于钢球向颅穹窿骨壁入口的相反方向回跳，而使弹道呈"之"字形。

3. 继发性伤道偏斜

继发性伤道偏斜是指受伤后任何时期内所发生的伤道轴的偏斜，它有早期和晚期两种。继发性早期偏斜是由于受伤当时组织解剖结构的改变，引起的伤道方向的偏斜，这种偏斜可将伤道分成互不相通的数段，膝部弯曲时所发生的股部或小腿创伤，在肢体伸直后，则伤道立即发生偏斜。继发性晚期偏斜是由于破片本身在组织中的迁移和变位所致，常形成化脓性盲管伤。

4. 体廓伤

体廓伤也称躯体环绕伤，是致伤破片反跳的特殊形式，常见于胸部伤。如一伤员，胸廓左侧腋后线处受弹头伤，该弹头沿肋骨内侧向前做弧形运动，到达胃幽门部，再转入右肋骨弓的软组织。体廓伤应区别于切线伤，切线伤是破片按切线方式击穿身体的某一部位，它无伤道的偏斜。

因此，破片的伤道偏斜，受破片类型、弹道性质、组织和器官特点以及受伤时体位多种因素的影响。它给诊断和治疗带来了很大困难。

5. 伤道内容物

大多数破片伤的伤道内，均存在坏死组织碎渣、凝血块或新鲜血，并常夹杂异物，特别在较大的弹片伤时更为明显。在软组织，尤其是半液体状态的脑及脾脏等组织受伤时，伤道内组织碎屑很多；含结缔组织丰富的致密组织，在伤道中常呈半游离状态，脆而致密的组织如管状骨受伤时，在伤道内常完全被小碎骨片所填充。在所有地雷伤和大破片伤的伤道深部，均能见到衣服碎屑，这不仅是由于破片的冲力大，而且由于破片表面不光滑，容易将伤处的衣服碎处带入伤道。在高速弹头所致的较长伤道中，由于伤腔内的负压作用，常见出口处的破衣片和棉花被吸至伤腔深部。消化道损伤的伤道内，常见有食物残渣及细菌等异物积存。

血液是伤道内容物的重要成分。当血液与异物混合，并和坏死组织接触后，就很快凝结，特别是靠近伤道壁的血凝结更快。

6. 伤道的病理形态

火器伤不同于切割和刺伤，初期伤道的表面有坏死组织，一般均将伤道分为三个区域，即原发伤道区、挫伤区和震荡区。

（1）原发伤道区。是破片直接损伤组织而造成的，其中充满破碎的组织、各种异物、凝血块、血液和渗出物等。镜检时可见留下一个空腔，这一空腔直径，各段是不一致的，受破片和组织特性的影响。

（2）挫伤区。其紧靠原发伤道，为直接遭受挫伤的区域。一般认为，在原发伤侧壁的肌组织如有呈暗红色、软泥状、夹之不收缩、切之不出血等现象，即可判断为挫伤区。挫伤区的宽度与组织的黏滞和弹性有关，脑和其他实质器官、紧张的肌肉及骨组织的挫伤区较大，而弹性强的器官，如肺和皮肤的挫伤区较小。挫伤区的范围与致伤弹道性质和组织结构的特点及伤道长度都有密切关系。

（3）震荡区。挫伤区以外即为震荡区，其主要病变为血液循环障碍及其所引起的后果。伤后短时间内看不出显著变化，数小时及至数日后，逐渐出现不同程度的血液循环障碍，如充血、淤血、出血、血栓形成、渗出和水肿等。含水分越多的组织和器官出血越多，形成的震荡区越宽。震荡区的大小不一，有的累及伤道周围组织仅数毫米宽，有的可达数厘米，其范围与传递给组织的能量大小有关。在破片伤中，离入口较近组织，震荡区较出口或盲管伤末端为宽。盲管末端组织，可以完全没有震荡区，这是由于破片伤的冲击力在通过组织时逐渐减弱的缘故。

在救治伤员时，清理好伤道后不能马上缝合，应观察无病变后再缝合。

第 3 章

爆炸损伤判定准则

爆炸事故发生后，会发生大量人员伤亡。了解伤员数量、伤情及损伤种类是伤员救治有序的基础。伤员损伤类型和伤情应分类明确，使伤员能及时得到救治。

3.1 损伤定级

损伤评分是对伤员损伤严重度评价的标准方法，主要有：按损伤解剖部位、特定伤情及相应的严重度划分，"简明损伤定级标准"（The Abbreviated Injury Scale，AIS）、"损伤严重度评分法"（Injury Severity Score，ISS）等方法是目前使用较多的评分定级方法；按伤员的生理状态划分，如修正创伤记分（RTS），据此进行创伤分类并指导复苏；按伤后生理参数变化（RTS）、损伤的解剖区域（ISS）和年龄（A）三种因素为依据的创伤预后和结局评估（TRISS）方法，用存活概率（P_s）表达伤员的结局。

3.1.1 简明损伤定级

1971 年美国医学会、美国机动车医学促进会和汽车工程师协会共同制定了"简明损伤定级标准"，是目前创伤分类与严重程度定级的重要工具。AIS 制定的最初目的是对车祸伤的类型和严重程度进行标准化的分类，它根据能量损耗、对生命的威胁程度、损害的持久程度、治疗周期以及发生率等参数编制了一套以解剖学为基础的损伤描述系统。先后有 1985、

1990、1995、2005 和 2008 五个修订版本，2008 年最新版本损伤术语为1 999 种，可确切定位损伤。

AIS 是以解剖学为基础、一致认同、全球通用的损伤严重度评分法，它将人体划分为头、面、颈、胸、腹和盆腔、颈椎、胸椎、腰椎、上肢、下肢、体表 11 个部位。依据损伤程度、对生命威胁性的大小将每个器官的每一处损伤评为 1 ~ 6 分，标记为 AISX（X 为 1 ~ 6 或 9），见表 3.1。6 分并不意味着人体死亡，只是代表器官的最大损伤。

表 3.1 AIS – 90 的评分原则

分数（分级）	意义	举例	标记
1	轻度伤	一般区域皮肤伤（10 cm^2 或 100 cm^2）	AIS1
2	中度伤	脾浅表的挫伤	AIS2
3	较重伤	脾脏破裂，组织丢失	AIS3
4	严重伤，但无生命危险	包膜下脾破裂	AIS4
5	危重伤，具有死亡可能	脾门破裂，大块毁损	AIS5
6	极重伤，基本无法抢救	脑干伤、头颈离断、躯干横断、肝撕脱	AIS6
9	有伤不详（NFS）	资料不详，无法评分	AIS9

注：NFS 是指伤势缺乏进一步描述，评分从低。

3.1.2 损伤严重度评分

损伤严重度评分（ISS）把人体分为 6 个区。头颈：包括颅、脑、颈部、颈椎和颈脊髓；面部：包括五官和颌面部软组织与骨骼；胸部：胸壁软组织和骨性胸廓、胸内脏器、膈肌、胸椎和胸段脊髓；腹部和盆内脏器：腹壁、腹腔和盆腔脏器、腰椎和腰部脊髓与马尾；四肢、骨盆和肩胛带损伤：扭伤、骨折、脱位和断肢，但不包括颅骨、脊柱、肋骨架损伤；体表伤：包括体表任何部位的皮肤撕裂伤、挫伤、擦伤、烧伤等。将身体3 个最严重损伤区域的最高 AIS 分值的平方和作为整体的损伤严重度评分（ISS）。

ISS 的有效范围为 1 ~ 75。ISS = 75 只见于两种情况：①有 3 个体区都含有 AIS5 的损害。根据 ISS 的定义，$5^2 + 5^2 + 5^2 = 75$，计算结果是 75。②规定全身任何一个损伤达到 AIS6，则 ISS 自动升值为 75。当 AIS 评分为 9 即"伤势不详"时，9 不能用来计算 ISS 值。

一般将 ISS = 16 定为重伤的解剖标准。ISS 评分为 16 时有 10% 的死亡可能，当 ISS 值增加时死亡率更高。ISS≤16 时为轻伤；ISS > 16 时为重伤；ISS > 25 时为严重伤。ISS > 20 时病死率明显增高，ISS > 50 时存活率很低。

ISS 有其局限性，因每个人体只有一处损伤参与评分，有可能导致患者伤情远远高于分数反映的伤情。同理，仅 3 处人体部位参与分数计算局限了个体附加损伤部位的伤情评估。因此，ISS 可能低估了患者严重的多处穿通伤，尤其是爆炸相关损伤。另外，患者的生理状况、年龄和基础性疾病也未纳入计算。

3.1.3　修正创伤评分

修正创伤评分见表 3.2。

表 3.2　修正创伤评分（RTS）表

呼吸频率/(次·min⁻¹)	收缩压/(×0.133 kPa)	GCS 分值	分值
10 ~ 29	>90	13 ~ 15	4
>29	76 ~ 89	9 ~ 12	3
6 ~ 9	50 ~ 75	6 ~ 8	2
1 ~ 5	<50	4 ~ 5	1
0	0	3	0

注：用于指导入院前伤员分类，总分 >11 时为轻伤，总分 <11 时为重伤。

3.1.4　创伤与损伤严重度评估

1987 年 Boyd 等提出采用生理、解剖和年龄指标综合评价创伤严重度以预测伤员存活概率 P_s（Probability of Survival）。

1. TRISS 分值计算方法

TRISS（Trauma and Injury Severity Score，TRISS）是一种以伤后生理参数变化（RTS）、损伤的解剖区域（ISS）和年龄（A）三种因素为依据的

结局评估方法，用存活概率（P_s）表达伤员的结局。其计算公式为

$$P_s(\text{TRISS}) = 1/(1 + e^{-b}) \tag{3.1}$$

式中，e 为常数，其值为 2.718 282；b 为一系列变量的综合，包括生理评分值、解剖评分值、年龄评分值。b 的计算公式为

$$b = b_0 + b_1(\text{RTS}) + b_2(\text{ISS}) + b_3(A) \tag{3.2}$$

式中，b_0 为常数；$b_1 \sim b_3$ 为不同伤类不同参数的权重值，见表 3.3。

表 3.3　TRISS 系数的权重值

损伤类型	AIS 版本	b_0	b_1	b_2	b_3
钝器伤	1990	− 1.305 4	0.975 6	− 0.080 7	− 1.982 9
钝器伤	1995	− 0.449 9	0.808 5	− 0.083 5	− 1.743 0
贯通伤	1990	− 1.897 5	1.006 9	− 0.088 5	− 1.142 2
贯通伤	1995	− 2.535 5	0.992 4	− 0.065 1	− 1.136 0

评估出 GCS（格拉斯哥昏迷评分）、R（呼吸率）和 S（收缩压）分值，代入下式得 RTS 值：

$$\text{RTS} = 0.936\ 8 \cdot \text{GCS} + 0.732\ 6 \cdot S + 0.296\ 8 \cdot R \tag{3.3}$$

然后计算 ISS 分值。

年龄（A）的计分：≥55 岁时，$A = 1$；<55 岁时，$A = 0$。

2. 评估结果判定

用存活概率（P_s）表达伤员的结局，通常认为 $P_s > 0.5$ 的病人一般能存活，$P_s < 0.5$ 的病人存活的可能性较小。如 $P_s > 0.5$ 的病人出现了死亡，应查明原因；$P_s < 0.5$ 的病人救治成功应总结经验。

3.2　冲击波对人体的损伤准则

国内外相关科研机构和研究人员基于动物实验、理论分析与战（事故）伤统计，提出了很多冲击波损伤准则。按照不同的评价参数，可以将冲击波损伤准则分为两类：①基于冲击波特征参数获得的损伤准则，如超

压准则、冲量准则、超压 – 冲量准则、Bowen 损伤曲线和修正 Bowen 损伤曲线；②基于生物器官力学响应参数获得的数学模型和压力损伤准则，如 Stuhmiller 损伤模型和 Axelsson 损伤模型。其中，超压准则、Bowen 损伤曲线、修正 Bowen 损伤曲线和 Axelsson 损伤模型是最为常用的准则。为便于对比不同冲击波损伤准则下人体的损伤程度，以损伤概率的形式表示冲击波损伤准则对应的损伤等级。

3.2.1　超压准则、冲量准则及超压 – 冲量准则

冲击波超压和正压持续时间共同决定了人体的损伤程度，而冲量是超压和正压持续时间的函数，即 $I = \int p\mathrm{d}T_+$，故冲量准则本质上是超压 – 正压持续时间准则。由于不同损伤准则所考虑的冲击波参数不同，因此，不同冲击波损伤准则都具有各自的优缺点，适用条件可结合目标的自振周期（T）和冲击波正压持续时间（T_+）进行判断，如表 3.4 所示。

表 3.4　不同冲击波损伤准则的比较

损伤准则	基本观点	优点	缺点	适用条件
超压准则	超压决定损伤程度	超压值易测量，使用简便	未考虑正压持续时间的影响	$T_+ \geqslant 10T$
冲量准则	冲量决定损伤程度	考虑了正压持续时间的影响	忽略了损伤效应存在临界超压的事实	$T_+ \leqslant T/4$
超压 – 冲量准则	超压和冲量共同决定损伤程度	同时考虑超压和冲量的影响	无法直接得到冲量值，使用不便	$T/4 < T_+ < 10T$

3.2.1.1　超压准则

李铮等通过动物实验研究人体在不同爆炸当量作用下的冲击波伤害，对实验结果按照美国、俄罗斯对人员伤亡评定划分为 5 个等级，并进行了对比，结合国内外重大事故数据资料，给出了空气冲击波作用下的人员损伤标准，如表 3.5 所示。

表 3.5　不同冲击波超压损伤判据　　　　　　　　　kPa

损伤程度	耳膜破裂	轻伤	中伤	重伤	死亡
李铮	13.73	13.73	29.43	49.05	≥127.49
动物实验	19.61	9.81~19.61	19.61~39.23	39.23~58.84	≥58.84
爆炸事故	13.73	10.79~27.46	27.46~49.04	49.04~127.49	≥127.49
俄罗斯	34.32	19.6~39.2		39.6~98.1	≥253.37
美国	34.32	15.69	23.54	53.94	≥186.33

损伤判据只给出不同冲击波超压下的人体损伤级别，没有详细说明受损部位及程度。

隋树元等编著的《终点效应学》给出冲击波对人体损伤的超压准则，如表 3.6 所示。

表 3.6　冲击波超压对人体的损伤　　　　　　　　　kPa

损伤等级	损伤程度	冲击波超压/kPa	伤情描述	损伤概率/%
一	无伤	<20	无	0
二	微伤－轻伤	20~30	耳膜破裂，局部脏器点状出血	1
三	轻伤－中伤	30~50	听觉器官损伤、中等挫伤、骨折	10
四	中伤－重伤	50~100	内脏严重挫伤，可引起死亡	30
五	致命伤	>100	体腔破裂，可引起大部分人死亡	50

该等级分为 5 级，描述了不同等级对人体损伤的部位和程度，但损伤程度和冲击波超压是一个范围，对损伤的准确判断存在主观意识。

持续压力作用下的损伤如表 3.7 所示。

表 3.7　持续压力作用下人体的损伤情况

冲击波超压/kPa	人体损伤程度
13.8~27.6	耳膜失效
27.6~41.4	出现耳膜破裂
103.5	50% 出现耳膜破裂

续表

冲击波超压/kPa	人体损伤程度
138 ~ 241	死亡率 1%
276 ~ 345	死亡率 50%
379 ~ 448	死亡率 99%

3.2.1.2　冲量准则

美国的 TM5 - 1300《抗意外爆炸作用的结构（设计手册）》给出的损伤准则为冲量准则，如表 3.8 所示，表征了持续时间 3 ~ 5 ms 空气爆炸冲击波对人体的不同部位的损伤，同时给出了肺脏超压与作用时间损伤概率曲线，如图 3.1 所示。

表 3.8　持续时间 3 ~ 5 ms 空气爆炸冲击波对人体的损伤　　kPa

鼓膜		肺脏		死亡		
阈值	50% 破裂	阈值	50% 损伤	阈值	50% 死亡	100% 死亡
34.5	103.4	206 ~ 275.8	551.6	689.5 ~ 827.4	896.3 ~ 1 241.1	1 379 ~ 1 723.7

图 3.1　肺脏超压与作用时间损伤准则

可以看出，死亡的阈值远远大于冲击波超压准则的阈值。

3.2.1.3 Richmond 损伤准则

Richmond 等通过一系列实验获得了样本质量为 70 kg 人群在不同冲击波正压持续时间下人员死亡率超压阈值，如表 3.9 所示。

表3.9 不同冲击波正压持续时间下人员死亡率超压阈值

损伤/%	正压持续时间/ms	400	60	40	10	5	3
1% 损伤	冲击波超压/kPa	254.8	284.2	313.6	480.2	901.6	2 146.2
50% 损伤		362.2	401.8	441.0	676.2	1 274.0	2 979.2
99% 损伤		499.8	548.8	607.6	931.0	1 724.8	4 145.4

Richmond 损伤准则给出不同超压作用时间人员死亡率，从时间跨度上可以看出是一个结合超压准则、冲量准则和超压 – 冲量准则的整合判断准则。

3.2.2 Bowen 损伤曲线

3.2.2.1 Bowen 损伤曲线及修正 Bowen 损伤曲线

Bowen 损伤曲线是基于大量动物损伤实验数据，按照相应的规则将爆炸环境中动物的损伤状态折合成人体的损伤状态。只要确定人体所处的爆炸环境（受正面压力、侧面压力或反射压力），再根据冲击波超压峰值和正压持续时间，即可在该曲线查到人体的损伤概率。虽然 Bowen 损伤曲线已经被广泛认可和使用，但只适合简单爆炸环境下的人体肺损伤评估，而不适用于复杂爆炸环境。

人体长轴方向与冲击波方向垂直（人体受正面压力）时的 Bowen 损伤曲线和修正 Bowen 损伤曲线如图 3.2 所示。人体长轴方向与冲击波方向平行（人体受侧面压力）时的 Bowen 损伤曲线如图 3.3 所示。人体长轴方向与冲击波方向垂直且靠近反射面（人体受反射压力）时的 Bowen 损伤曲线如图 3.4 所示。

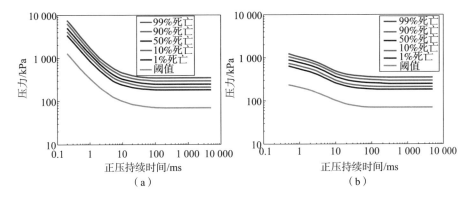

图 3.2　人体受正面压力时的损伤曲线

（a）Bowen 损伤曲线；（b）修正 Bowen 损伤曲线

图 3.3　人体受侧面压力的 Bowen 损伤曲线

图 3.4　人体受反射压力的 Bowen 损伤曲线

从 Bowen 曲线中可以看出，在超压作用时间大于 30 ms 时，损伤概率不随作用时间的增长而增大；而在 30 ms 之前，损伤概率随超压作用时间的增长而增大。

3.2.2.2　基于 Bowen 损伤曲线推导

1. 人体躯干受正面压力时的 Bowen 损伤曲线

Bowen 损伤曲线同时考虑了冲击波超压和正压持续时间的影响，因此，可以将压力 p – 正压持续时间 T_+ 曲线转换为冲量 I – 正压持续时间 T_+ 曲线。

图 3.5 显示了人体躯干长轴方向与冲击波方向垂直（人体躯干受正面压力）时的 Bowen 压力 p – 正压持续时间 T_+ 损伤曲线和冲量 I – 正压持续时间 T_+ 损伤曲线。

图 3.5　人体躯干受正面压力时的 Bowen 损伤曲线

从图 3.5 可以得出人体躯干受正面压力作用时，不同冲击波损伤准则的适用范围。根据 p – T_+ 曲线，当正压持续时间大于 30 ms 时，损伤概率受正压持续时间的影响很小，而主要由冲击波压力决定，故超压准则适用于正压持续时间长的冲击波的损伤评价；根据 I – T_+ 曲线，当正压持续时间小于 0.8 ms 时，损伤概率受正压持续时间的影响很小，而主要由冲击波冲量决定，故冲量准则适用于正压持续时间短的冲击波的损伤评价；根据 p – T_+ 和 I – T_+ 曲线，当正压持续时间介于 0.8 ~ 30 ms 时，损伤概率受正压持续时间的影响较大，由冲击波压力和冲量共同决定，故超压 – 冲量准则适用于正压持续时间为 0.8 ~ 30 ms 的冲击波的损伤评价。因此，应对人体躯干受正面压力时的 Bowen 损伤曲线进行拟合，并以分段函数的形式表示人体躯干受正面压力时的 Bowen 损伤曲线对应的冲量准则、超压 – 冲量准则和超压准则。

当 $T_+ \leqslant 0.8$ ms 时，人体躯干受正面压力时的 Bowen 损伤曲线近似为冲量准则：

$$I = \begin{cases} 1\,520 \sim, & 99\% \text{ 死亡} \\ 1\,260 \sim 1\,520, & 90\% \text{ 死亡} \\ 1\,000 \sim 1\,260, & 50\% \text{ 死亡} \\ 826 \sim 1\,000, & 10\% \text{ 死亡} \\ 675 \sim 826, & 1\% \text{ 死亡} \\ 257 \sim 675, & \text{阈值} \\ \sim 257, & \text{无伤害} \end{cases} \tag{3.4}$$

当 0.8 ms $< T_+ < 30$ ms 时，人体躯干受正面压力时的 Bowen 损伤曲线近似为超压 – 冲量准则：

$$\begin{cases} (p - 342)(I - 1\,494) = 374\,935, & 99\% \text{ 死亡} \\ (p - 295)(I - 1\,251) = 271\,338, & 90\% \text{ 死亡} \\ (p - 253)(I - 1\,051) = 191\,062, & 50\% \text{ 死亡} \\ (p - 222)(I - 888) = 136\,676, & 10\% \text{ 死亡} \\ (p - 179)(I - 705) = 105\,689, & 1\% \text{ 死亡} \\ (p - 73)(I - 258) = 21\,078, & \text{阈值} \end{cases} \tag{3.5}$$

当 $T_+ \geqslant 30$ ms 时，人体躯干受正面压力时的 Bowen 损伤曲线近似为超压准则：

$$p = \begin{cases} 350 \sim, & 99\% \text{ 死亡} \\ 296 \sim 350, & 90\% \text{ 死亡} \\ 249 \sim 296, & 50\% \text{ 死亡} \\ 212 \sim 249, & 10\% \text{ 死亡} \\ 184 \sim 212, & 21\% \text{ 死亡} \\ 70 \sim 184, & \text{阈值} \\ \sim 70, & \text{无伤害} \end{cases} \tag{3.6}$$

2. 人体躯干受侧面压力时的 Bowen 损伤曲线

图 3.6 显示了人体躯干长轴方向与冲击波方向平行（人体躯干受侧面

压力）时的 Bowen 压力 p – 正压持续时间 T_+ 损伤曲线和冲量 I – 正压持续时间 T_+ 损伤曲线。

图 3.6　人体躯干受侧面压力时的 Bowen 损伤曲线

从图 3.6 可以得到人体躯干受侧面压力作用时，不同冲击波损伤准则的适用范围。与人体躯干受正面压力时的 Bowen 损伤曲线同理，人体躯干受侧面压力时的 Bowen 损伤曲线对应的冲量准则、超压 – 冲量准则和超压准则也可用分段函数表示。

当 $T_+ \leqslant 2$ ms 时，人体躯干受侧面压力时的 Bowen 损伤曲线近似为冲量准则：

$$I = \begin{cases} 5\ 063 \sim , & 99\% \text{ 死亡} \\ 3\ 996 \sim 5\ 063, & 90\% \text{ 死亡} \\ 3\ 167 \sim 3\ 996, & 50\% \text{ 死亡} \\ 2\ 536 \sim 3\ 167, & 10\% \text{ 死亡} \\ 2\ 004 \sim 2\ 536, & 1\% \text{ 死亡} \\ 660 \sim 2\ 004, & \text{阈值} \\ \sim 660, & \text{无伤害} \end{cases} \quad (3.7)$$

当 2 ms $< T_+ < 30$ ms 时，人体躯干受侧面压力时的 Bowen 损伤曲线近似为超压 – 冲量准则：

$$\begin{cases} (p - 686)(I - 4\,335) = 1\,570\,990, & 99\%\ 死亡 \\ (p - 526)(I - 3\,415) = 1\,363\,950, & 90\%\ 死亡 \\ (p - 475)(I - 2\,840) = 651\,065, & 50\%\ 死亡 \\ (p - 342)(I - 2\,160) = 569\,322, & 10\%\ 死亡 \\ (p - 291)(I - 1\,712) = 318\,696, & 1\%\ 死亡 \\ (p - 94)(I - 594) = 27\,443, & 阈值 \end{cases} \tag{3.8}$$

当 $T_+ \geqslant 30$ ms 时，人体躯干受侧面压力时的 Bowen 损伤曲线近似为超压准则：

$$p = \begin{cases} 630 \sim, & 99\%\ 死亡 \\ 523 \sim 630, & 90\%\ 死亡 \\ 420 \sim 523, & 50\%\ 死亡 \\ 341 \sim 420, & 10\%\ 死亡 \\ 280 \sim 341, & 11\%\ 死亡 \\ 84 \sim 280, & 阈值 \\ \sim 84, & 无伤害 \end{cases} \tag{3.9}$$

3. 人体躯干受反射压力时的 Bowen 损伤曲线

图 3.7 显示了人体躯干长轴方向与冲击波方向垂直且靠近反射面（人体躯干受反射压力）时的 Bowen 压力 p－正压持续时间 T_+ 损伤曲线和冲量

图 3.7　人体躯干受反射压力时的 Bowen 损伤曲线

I – 正压持续时间 T_+ 损伤曲线。

从图 3.7 可以得到人体躯干受反射压力作用时，不同冲击波损伤准则的适用范围。与人体躯干受正面压力时的 Bowen 损伤曲线同理，人体躯干受反射压力时的 Bowen 损伤曲线对应的冲量准则、超压 – 冲量准则和超压准则也可以用分段函数的形式表示。

当 $T_+ \leqslant 0.6$ ms 时，人体躯干受发射压力时的 Bowen 损伤曲线近似为冲量准则：

$$I = \begin{cases} 733 \sim , & 99\% \text{ 致死} \\ 620 \sim 733, & 90\% \text{ 致死} \\ 515 \sim 620, & 50\% \text{ 致死} \\ 422 \sim 515, & 10\% \text{ 致死} \\ 352 \sim 422, & 1\% \text{ 致死} \\ 140 \sim 352, & \text{阈值} \\ \sim 140, & \text{无伤害} \end{cases} \tag{3.10}$$

当 0.6 ms $< T_+ < 30$ ms，人体躯干受发射压力时的 Bowen 损伤曲线近似为超压 – 冲量准则：

$$\begin{cases} (p - 181)(I - 640) = 225\,613, & 99\% \text{ 致死} \\ (p - 164)(I - 571) = 142\,543, & 90\% \text{ 致死} \\ (p - 142)(I - 495) = 87\,282, & 50\% \text{ 致死} \\ (p - 119)(I - 415) = 67\,067, & 10\% \text{ 致死} \\ (p - 98)(I - 335) = 5\,662, & 31\% \text{ 致死} \\ (p - 31)(I - 130) = 10\,485, & \text{阈值} \end{cases} \tag{3.11}$$

当 $T_+ \geqslant 30$ ms，人体躯干受发射压力时的 Bowen 损伤曲线近似为超压准则：

$$p = \begin{cases} 200 \sim , & 99\% \text{ 致死} \\ 170 \sim 200, & 90\% \text{ 致死} \\ 142 \sim 170, & 50\% \text{ 致死} \\ 120 \sim 142, & 10\% \text{ 致死} \\ 100 \sim 120, & 1\% \text{ 致死} \\ 37 \sim 100, & \text{阈值} \\ \sim 37, & \text{无伤害} \end{cases} \tag{3.12}$$

式（3.4）~ 式（3.12）显示了不同爆炸环境所对应的 Bowen 损伤曲线

的数学表达式，以及各冲击波损伤准则的适用条件。只要确定好爆炸环境并获得冲击波正压持续时间，就可以选择对应的冲击波损伤准则进行评价。通过对比分析不同爆炸环境下的 Bowen 损伤曲线，可以发现在人体躯干长轴方向与冲击波方向垂直且冲击波发生反射（人体躯干受反射压力）的情况下，人体躯干损伤阈值最低，损伤程度最严重；当人体躯干长轴方向与冲击波方向垂直（人体躯干受正面压力）且冲击波无反射时，人体躯干损伤阈值和损伤程度次之；当人体躯干长轴方向与冲击波方向平行（人体躯干受侧面压力）且冲击波无反射时，人体躯干损伤阈值最高，损伤程度最轻。因此，冲击波对人体躯干的损伤不仅与冲击波特征参数有关，还与冲击波对人体躯干的作用方向以及人体躯干所处的爆炸环境有关。

只通过冲击波压力、冲量和正压持续时间来评价冲击波对人体躯干的损伤也具有一定的局限性，应该依据冲击波对人体躯干的作用特征来选取对应的冲击波损伤准则进行评价。

3.2.3　Stuhmiller 损伤模型

Stuhmiller 损伤模型的基本观点是：在爆炸冲击波的作用下，人体胸壁会向内运动并压缩肺脏，从而对人体造成损伤。因此，将爆炸冲击波对肺脏做功作为损伤程度的评价指标，来评估肺脏在爆炸冲击波作用下的损伤状态。该损伤模型可用于简单冲击波和复杂冲击波的损伤评估，但只能判断肺脏的损伤情况，并且使用起来也很不方便。Stuhmiller 建立的胸膜动力学模型如图 3.8 所示。

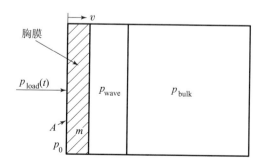

图 3.8　Stuhmiller 胸膜动力学模型

肺脏是可压缩材料，肺内压与胸壁的运动关系式为

$$p(t) = p_0 \left[1 + \frac{1}{2}(\gamma - 1)\frac{v}{c_0} \right]^{\frac{2\gamma}{\gamma-1}} \qquad (3.13)$$

式中，$p(t)$ 为肺内压，t 为时间；p_0 为初始肺内压；γ 为比热比；v 为胸壁运动速度；c_0 为初始肺声速。

如果胸壁运动速度远小于初始肺声速，则 $\frac{v}{c_0} \to 0$。根据等价无穷小替换公式 $(1 + bx)^a - 1 \sim abx$（当 $x \to 0$ 时），则

$$\left[1 + \frac{1}{2}(\gamma - 1)\frac{v}{c_0} \right]^{\frac{2\gamma}{\gamma-1}} = \left[\left(1 + \frac{1}{2}(\gamma - 1)\frac{v}{c_0} \right)^{\frac{2\gamma}{\gamma-1}} - 1 \right] + 1 \sim \frac{v}{c_0}\gamma + 1$$

$$(3.14)$$

则式（3.13）线性化为

$$p(t) = p_0 + p_0\gamma\frac{v}{c_0} = p_0 + \rho_0 c_0 v \qquad (3.15)$$

根据牛顿第二运动定律，则 Stuhmiller 模型的动力学方程为

$$\frac{m}{A}\frac{\mathrm{d}v}{\mathrm{d}t} = p_{\text{load}}(t) - p_0 \left[1 + \frac{1}{2}(\gamma - 1)\frac{v}{c_0} \right]^{\frac{2\gamma}{\gamma-1}} - \frac{p_0 V}{V - Ax} \qquad (3.16)$$

式中，$\rho_0 = \gamma\dfrac{p_0}{c_0^2}$ 为初始肺密度；m 为胸壁的有效质量；A 为胸壁的有效面积；V 为肺脏的有效体积；x 为胸壁位移。

若胸壁运动速度和位移非常小，则 $\frac{v}{c_0} \to 0$ 且 $x \to 0$。由等价无穷小替换公式，则

$$\frac{m}{A}\frac{\mathrm{d}v}{\mathrm{d}t} = p_{\text{load}}(t) - \rho_0 c_0 v - \frac{P_0 Ax}{V} \qquad (3.17)$$

以归一化功 W^* 作为肺损伤的评估参数，将其定义为压力波对肺脏做的总功（W）与肺体积和环境压力的乘积之比：

$$W^* = \frac{W}{p_0 V} = \frac{1}{p_0 V}\int A\rho_0 c_0 v^2 \mathrm{d}t \qquad (3.18)$$

Stuhmiller 将肺损伤分为 5 个等级：无伤、微伤、轻伤、中伤、重伤，并得到肺损伤概率–肺组织做功曲线（见图 3.9），继而拟合出肺脏各个损伤等级对应的损伤概率（G）与总功之间的关系式：

$$\ln\left(\frac{G}{1 - G} \right) = b_0 + b_1 \ln(W) \qquad (3.19)$$

式中，b_0、b_1 为经验常数。

图 3.9　爆炸冲击波对肺做功与肺组织创伤之间的联系

3.2.4　Axelsson 损伤模型

Axelsson 损伤模型展示出损伤效应与 ASII 评分和胸壁最大向内运动速度之间的联系，不仅适用于简单冲击波损伤的评估，也适用于复杂冲击波损伤的评估。Axelsson 建立的单肺和单胸腔模型如图 3.10 所示。

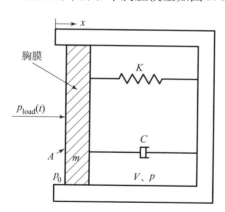

图 3.10　Axelsson 损伤模型图

根据牛顿第二运动定律，则 Axelsson 模型的动力学方程为

$$m \frac{\mathrm{d}^2 x}{\mathrm{d}t^2} + C \frac{\mathrm{d}x}{\mathrm{d}t} + Kx = A \left[p(t) + p_0 - \left(\frac{V}{V - Ax} \right)^{\gamma} \cdot p_0 \right] \quad (3.20)$$

式中，m 为胸壁质量；x 为胸壁位移；t 为时间；C 为阻尼系数；K 为弹簧系数；A 为胸壁面积；$p(t)$ 为冲击波压力值；p_0 为环境压力；V 为肺脏体

积；γ 为比热比。

基于实验数据得出 ASII 评分对应的损伤区间如表 3.10 所示，不仅可以评估肺脏的损伤，也可以评估肠胃和呼吸系统等胸部组织器官的损伤程度。ASII 评分与胸壁最大向内运动速度 V_{max} 之间的关系为

$$ASII = (0.124 + 0.117V_{max})^{2.63} \tag{3.21}$$

表 3.10　不同损伤等级对应的 ASII 值和胸壁最大向内运动速度

损伤等级	无伤	微伤~轻伤	轻伤~中伤	中伤~重伤	>50%致命伤
ASII 评分	0.0~0.2	0.2~1.0	0.3~1.9	1.0~7.1	>3.6
胸壁最大向内运动速度/(m·s⁻¹)	0.0~3.6	3.6~7.5	4.3~9.8	7.5~16.9	>12.8
损伤概率/%	0	1	10	30	50

通过分析冲击波作用下人体组织器官的力学响应参数，冲击波对人体躯干的损伤效应与冲击波特征参数（超压、冲量）密切相关，而这两个参数又是相互联系的（见第 6 章）。根据前述爆炸相似理论，冲击波超压和冲量计算公式均可由爆距 R 和 TNT 装药质量 W 的幂函数形式来表示。引入特征因子 C 和指数因子 α，记为

$$C = \frac{W^\alpha}{R} \tag{3.22}$$

由式（3.22）可知，不管 TNT 装药质量和爆距是否相同，只要保证特征因子 C 相等，那么冲击波超压值和冲量值就相等，则人体躯干损伤程度也相同。同时，指数因子 α 决定了冲击波损伤准则的形式，当 $\alpha = 1/3$ 时，冲击波超压占主导，则式（3.22）对应于冲击波超压准则；当 $\alpha = 2/3$ 时，冲击波冲量占主导，则式（3.22）对应于冲击波冲量准则；当 $\alpha = 1/3 \sim 2/3$ 时，冲击波超压和冲量均占主导，则式（3.22）对应于冲击波超压－冲量准则。

Axelsson 损伤模型是利用胸壁最大向内运动速度来判断人体的损伤情况，则基于 Axelsson 损伤模型和肋软骨速度（胸壁运动速度）可以获得人体躯干的损伤概率。通过分析胸壁运动速度与损伤概率之间的对应关系，得到爆距 R－TNT 药量 W 损伤曲线，如图 3.11 所示。

图 3.11　爆距 – TNT 药量损伤曲线

对爆距（R）– TNT 药量（W）损伤曲线进行拟合，可以得到如 $\alpha \lg W - \lg R = \lg C$ 形式的计算公式，即

$$
\begin{cases}
0.401\lg W - \lg R = \lg 0.996, & 50\%\ \text{致死} \\
0.403\lg W - \lg R = \lg 0.865, & 30\%\ \text{致死} \\
0.400\lg W - \lg R = \lg 0.751, & 10\%\ \text{致死} \\
0.409\lg W - \lg R = \lg 0.648, & 1\%\ \text{致死} \\
0.425\lg W - \lg R = \lg 0.528, & \text{无伤害}
\end{cases}
\tag{3.23}
$$

对式（3.23）进行转换得到

$$
C = \begin{cases}
\dfrac{W^{0.401}}{R} = 0.996, & 50\%\ \text{致死} \\[2mm]
\dfrac{W^{0.403}}{R} = 0.865, & 30\%\ \text{致死} \\[2mm]
\dfrac{W^{0.405}}{R} = 0.751, & 10\%\ \text{致死} \\[2mm]
\dfrac{W^{0.409}}{R} = 0.648, & 1\%\ \text{致死} \\[2mm]
\dfrac{W^{0.425}}{R} = 0.528, & \text{无伤害}
\end{cases}
\tag{3.24}
$$

可以发现，所有 α 值介于 $1/3 \sim 2/3$，因此，式（3.24）对应于冲击波超压 – 冲量损伤准则。α 取平均值 0.407 时，则式（3.22）转化为

$$C = \frac{W^{0.407}}{R} \tag{3.25}$$

将式（3.24）得到的不同损伤概率对应的特征因子（C）绘制成如图 3.12 所示的损伤概率（G）–特征因子（C）曲线。

图 3.12　损伤概率与特征因子的对应关系

通过对图 3.12 进行数据拟合，得到损伤概率（G）与特征因子（C）之间的关系式：

$$G = \begin{cases} 0\%, & C < 0.528 \\ \dfrac{18.782}{1 + 10^{(9.591-12.427C)}} + \dfrac{40.695}{1 + 10^{(5.865-6.413C)}} - 0.467, & 0.528 \leqslant C \leqslant 0.996 \\ 50\% \sim 100\%, & C > 0.996 \end{cases} \tag{3.26}$$

由式（3.26）可以看出，人体躯干损伤概率（G）与特征因子（C）密切相关，并随特征因子的增大而增大。因此，只要知道爆距 R 和 TNT 装药质量 W，即可由式（3.25）计算得到特征因子值，然后查图 3.12 或代入式（3.26），获得人体躯干的损伤概率，并得出人体躯干的损伤等级。

基于相关文献上的冲击波动物毁伤实验数据，验证式（3.26）的准确性，如表 3.11 所示。

表 3.11　由动物实验和计算公式得到的损伤概率的比较

参考文献	动物种类	TNT 药量 /kg	爆距 /m	损伤概率/%	
				实验值	计算值
Axelsson	猪（23.2 kg）	2.6	4.0	1	0
Wang	山羊（30 kg）	4.0	2.30	10	12.0
			3.88	1	0
			7.78	0	0
		8.0	3.78	30	25.5
			5.24	10	0
			10.02	0	0
Dancewicz	兔	0.225	1.1	35	0
Cheng	大鼠（0.25 ~ 0.30 kg）	0.000 4	0.05	30	23.6
			0.075	0	0
			0.1	0	0

Axelsson 等研究得到药量为 2.1 kg 的 B 炸药（2.6 kg TNT）、爆距为 4 m 时对猪（体重为 23.2 kg）造成 1% 的损伤概率，由式（3.26）得到的损伤概率为 0%。

Wang 等研究了爆炸冲击波对山羊的损伤，TNT 药量为 4 kg，爆距为 2.30 m、3.88 m、7.78 m 的损伤概率分别为 10%、1%、0，由式（3.26）得到的损伤概率为 12.0%、0、0；TNT 药量为 8 kg，爆距为 3.78 m、5.24 m、10.02 m 的损伤概率分别为 30%、10%、0，由式（3.26）得到的损伤概率为 25.5%、0、0。

Dancewicz 研究得到 TNT 药量为 0.225 kg、爆距为 1.1 m 时对兔子造成 35% 的损伤概率，而由式（3.26）得到的损伤概率为 0。

Cheng 等采用体重为 250 ~ 300 g 的大鼠，研究得到 TNT 药量为 400 mg、爆距为 5 cm、7.5 cm、10 cm 的损伤概率分别为 30%、0、0，而由式（3.26）得到的损伤概率分别为 23.6%、0、0。

由表 3.11 的数据可以发现，对于大动物，如羊、猪，利用式（3.26）评价得到的结论与实验结论大致吻合；而对于小动物，如兔、鼠，利用式（3.26）评价得到的结论与实验结论差距较大，主要原因是大动物对冲击波的耐受极限更大，其临界损伤值高于小动物。Richmond 提出的 50% 致命伤所对应的冲击波压力与体重之间的关系，也显示出冲击波损伤压力阈值随体重的增大而增大，如图 3.13 所示。因此，以往由小动物实验获得的冲击波损伤准则用来评估冲击波对人体等大动物的损伤是不正确的。

图 3.13 损伤概率为 50% 时所需冲击波超压与体重的关系

3.3 破片对人体的损伤判据

破片对人体的损伤主要由破片动能、速度、质量、材料、结构、形状、初始章动角（着靶姿势）、数量和空间分布等决定。破片动能和能量传递率（向人体组织器官）是影响破片致伤能力的两大要素。破片对人体的杀伤判据主要包括：国军标 GJB 1160—1991、GJB 2936—1997、GJB 4808—1997、动能杀伤判据、比动能杀伤判据、质量杀伤判据、分布密度杀伤判据、A‒S 杀伤判据以及国军标给出的杀伤判据等。

战斗能力的丧失与受伤者所处的战斗条件有很大的关系。例如，在进攻战斗中的步兵，如果下肢受伤不能行走，则意味着进攻能力的丧失，可是，这样的伤员在防御战斗中则不一定丧失其防御能力。所以国军标 GJB 1160—1991、GJB 2936—1997、GJB 4808—1997 杀伤判据丧失战斗力的条件概率分为进攻与防御。中弹者丧失战斗力的概率主要取决于破片传递能量、中弹部位和战斗条件，还与伤员的体质特点、精神状态等有关。

3.3.1　GJB 1160—1991 钢质球形破片对人员的杀伤判据

本标准规定了质量为 0.4 ~ 5 g、碰撞速度不大于 1 800 m/s 的单个钢质球形破片对人员的杀伤判据及其制定的准则和方法，适用于以钢质球形破片为杀伤元件的弹丸、战斗部等在论证、研究、设计和定型中的杀伤威力计算和评定。

人员为不着个人防护器材（头盔、防弹衣等）、使用步兵武器执行进攻或防御任务的单兵，被击中后未经任何救治。以丧失战斗防御为 30 s、进攻为 5 min 的概率作为判据。

丧失战斗力条件概率计算公式：

进攻 5 min

$$P(I/H) = 0.892[1 - e^{-A(mv^{2.6} - B)^C}] \tag{3.27}$$

防御 30 s

$$P(I/H) = 0.616[1 - e^{-A(mv^{2.6} - B)^C}] \tag{3.28}$$

式中，$P(I/H)$ 为丧失战斗力条件概率；m 为钢质球形破片质量，g；v 为钢质球形破片碰撞速度，m/s；A、B、C 为根据战斗任务和丧失战斗力时间而确定的系数，见表 3.12。

表 3.12　A、B、C 的数值

系数	进攻 5 min	防御 30 s
A	$1.601\ 44 \times 10^{-3}$	$8.929\ 16 \times 10^{-4}$
B	35 345.1	35 345.1
C	0.413 689	0.459 108

当 $mv^{2.6} \leqslant B$ 时，则 $P(I/H) = 0$。

形状与球形相近或局部致伤能力与球形破片相近的钢质破片，如粒状体、正立方体、长细比在 1 附近的圆柱体，可参照本标准近似计算其杀伤能力。

钢质球形破片杀伤判据对应的进攻 5 min 和防御 30 s 条件下破片速度和质量对损伤概率的影响规律，如图 3.14、图 3.15 所示。

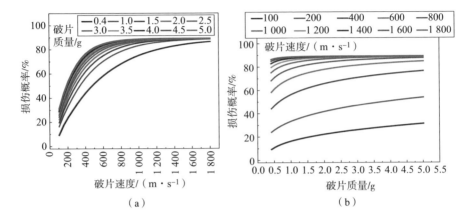

图 3.14　进攻 5 min 条件下破片速度和质量对损伤概率的影响（GJB 1160—1991）

（a）损伤概率 – 破片速度曲线；（b）损伤概率 – 破片质量曲线

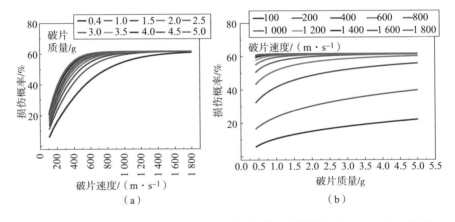

图 3.15　防御 30 s 条件下破片速度和质量对损伤概率的影响（GJB 1160—1991）

（a）损伤概率 – 破片速度曲线；（b）损伤概率 – 破片质量曲线

从图 3.14（a）、图 3.15（a）可以看出，当破片质量一定时，破片速度对损伤概率的影响非常明显；而破片速度达到一定值时，破片速度对损伤概率的影响很小。从图 3.14（b）、图 3.15（b）可以看出，当破片速度一定时，破片质量对损伤概率的影响也不明显。因此，对于速度较大的破片，可以用破片质量作为杀伤判据。

3.3.2　GJB 2936—1997 钢质自然破片对人员的杀伤判据

本标准规定了质量为 0.4 ~ 5 g、碰撞速度不大于 1 800 m/s 的单个钢质自然破片对人员的杀伤判据及其制定的准则和方法，适用于以钢质球形破片为杀伤元件的弹丸、战斗部等在论证、研究、设计和定型中的杀伤威力计算和评定。

人员为不着个人防护器材（头盔、防弹衣等）、使用步兵武器执行进攻或防御任务的单兵，被击中后未经任何救治。以丧失战斗防御为 30 s、进攻为 5 min 的概率作为判据。

丧失战斗力条件概率计算公式：

进攻 5 min

$$P(I/H) = \begin{cases} 0.911[1 - \mathrm{e}^{-A(mv^{2.6}-B)^{C}}], & mv^{2.6} > B \\ 0, & mv^{2.6} \leqslant B \end{cases} \quad (3.29)$$

式中，$P(I/H)$ 为丧失战斗力条件概率；m 为钢质自然破片质量，g；v 为钢质自然破片碰撞速度，m/s；$A = 3.393\ 99 \times 10^{-4}$；$B = 79\ 244.7$；$C = 0.494\ 960$。

防御 30 s

$$P(I/H) = \begin{cases} 0.656[1 - \mathrm{e}^{-A(mv^{2.6}-B)^{C}}], & mv^{2.6} > B \\ 0, & mv^{2.6} \leqslant B \end{cases} \quad (3.30)$$

式中，$A = 3.718\ 89 \times 10^{-4}$；$B = 79\ 244.7$；$C = 0.492\ 943$。

钢质自然破片杀伤判据对应的进攻 5 min 和防御 30 s 条件下破片速度和质量对损伤概率的影响规律，如图 3.16、图 3.17 所示。

从图 3.16（a）、图 3.17（a）可以看出，当破片质量一定时，破片速度对损伤概率的影响非常明显；而破片速度达到一定值时，破片速度对损伤概率的影响很小。从图 3.16（b）、图 3.17（b）可以看出，当破片速度一定时，破片质量对损伤概率的影响也不明显。因此，对于速度较大的破片，可以用破片质量作为杀伤判据。

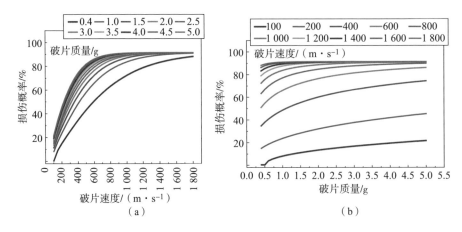

图 3.16　进攻 5 min 条件下破片速度和质量对损伤概率的影响（GJB 2936—1997）
（a）损伤概率 – 破片速度曲线；（b）损伤概率 – 破片质量曲线

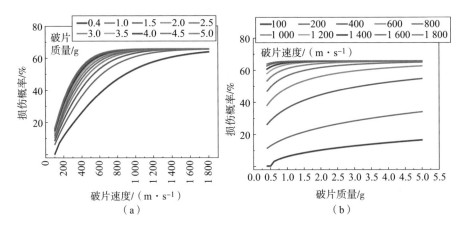

图 3.17　防御 30 s 条件下破片速度和质量对损伤概率的影响（GJB 2936—1997）
（a）损伤概率 – 破片速度曲线；（b）损伤概率 – 破片质量曲线

3.3.3　GJB 4808—1997（GJBz 20450—1997）小质量钢质破片对人员的杀伤判据

本标准规定了单个小质量钢质球形和平行六面体破片命中人员目标后的丧失战斗力条件概率判据，适用于在论证、研究、设计和定型中计算与评定以质量为 0.05～0.45 g、碰撞速度不大于 2 000 m/s 的钢质球形和平行六面体预制破片为杀伤元件的弹丸、战斗部对人员的杀伤威力。对于质量与撞击速度在本标准范围内，形状近似于球形、或近似于长细比为 0.5 ~ 4.0 平行六面体的钢质破片也可参照使用。

1. 小质量钢质球形破片对人员的杀伤判据

进攻 5 min：

$$P(I/H) = \begin{cases} 0.981 \left[1 - \mathrm{e}^{-A(mv^{3.909\,983} - B)^C} \right], & mv^{3.909\,983} > B \\ 0, & mv^{3.909\,983} \leqslant B \end{cases} \quad (3.31)$$

式中，$P(I/H)$ 为丧失战斗力条件概率；m 为钢质球形破片质量，g；v 为钢质球形破片碰撞速度，m/s；$A = 3.684\,176 \times 10^{-5}$；$B = 8.335\,509 \times 10^{6}$；$C = 0.420\,009\,1$。

防御 30 s：

$$P(I/H) = \begin{cases} 0.650 \left[1 - \mathrm{e}^{-A(mv^{3.909\,983} - B)^C} \right], & mv^{3.909\,983} > B \\ 0, & mv^{3.909\,983} \leqslant B \end{cases} \quad (3.32)$$

式中，$A = 1.761\,329 \times 10^{-4}$；$B = 8.335\,509 \times 10^{6}$；$C = 0.356\,972\,8$。

小质量钢质球形破片杀伤判据对应的进攻 5 min 和防御 30 s 条件下破片速度和质量对损伤概率的影响规律，如图 3.18、图 3.19 所示。

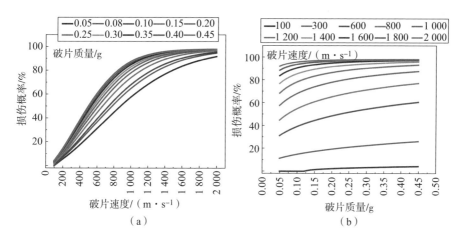

图 3.18　进攻 5 min 条件下破片速度和质量对损伤概率的影响（GJBz 20450—1997）

（a）损伤概率 – 破片速度曲线；（b）损伤概率 – 破片质量曲线

从图 3.18（a）、图 3.19（a）可以看出，当破片质量一定时，破片速度对损伤概率的影响非常明显；而破片速度达到一定值时，破片速度对损伤概率的影响很小。从图 3.18（b）、图 3.19（b）可以看出，当破片速度

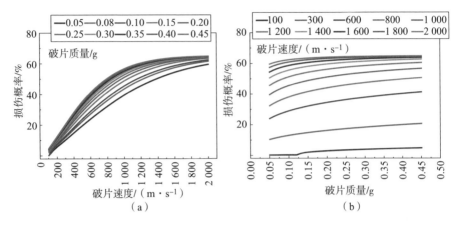

图 3.19　防御 30 s 条件下破片速度和质量对损伤概率的影响（GJBz 20450—1997）

(a) 损伤概率 – 破片速度曲线；(b) 损伤概率 – 破片质量曲线

一定时，破片质量对损伤概率的影响也不明显。因此，对于速度较大的破片，可以用破片质量作为杀伤判据。

2. 小质量钢质平行六面体破片对人员的杀伤判据

进攻 5 min：

$$P(I/H) = \begin{cases} 0.891\left[1 - \mathrm{e}^{-A(mv^{4.811\,366}-B)^C}\right], & mv^{4.811\,366} > B \\ 0, & mv^{2.6} \leqslant B \end{cases} \tag{3.33}$$

式中，$P(I/H)$ 为丧失战斗力条件概率；m 为钢质平行六面体破片质量，g；v 为钢质平行六面体破片碰撞速度，m/s；$A = 3.603\,47 \times 10^{-5}$；$B = 6.328\,893 \times 10^8$；$C = 0.326\,443\,3$。

防御 30 s：

$$P(I/H) = \begin{cases} 0.65\left[1 - \mathrm{e}^{-A(mv^{4.811\,366}-B)^C}\right], & mv^{4.811\,366} > B \\ 0, & mv^{4.811\,366} \leqslant B \end{cases} \tag{3.34}$$

式中，$A = 5.514\,529 \times 10^{-5}$；$B = 6.328\,893 \times 10^8$；$C = 0.313\,765\,6$。

3.3.4　动能杀伤判据

破片、枪弹或小箭杀伤目标一般只以击穿为主，而击穿则是靠动能来完成的，所以通常以破片、枪弹或小箭的动能来衡量其杀伤效应。Bircher 在 1899 年提出以动能准则为标准的杀伤判据，这一观点被世界各国所认可，也是使用最为广泛的杀伤判据。但各国对破片致命杀伤的临界动能的界定并不统一，差异性也很大，如表 3.13 所示。

表 3.13　各国采用的破片动能杀伤判据

国家	法国	德国和美国	中国	俄罗斯
破片致命杀伤的临界动能/J	39	78	98	235

动能杀伤判据认为破片对人体的杀伤与破片数量和命中部位无关，只要有一枚杀伤破片命中人体，就可造成致命杀伤。包括美国在内的多数国家，都以 78 J 为破片动能杀伤判据，即当破片动能小于 78 J 时，无法造成致命杀伤，而大于 78 J 就能造成致命杀伤。由于动能杀伤判据未考虑破片速度、质量、形状以及命中部位的影响，并且该判据只适合衡量不稳定的沉重破片而不适用于现代杀伤武器，故已被多数国家废弃。

78 J 杀伤判据是研究人员经过下列研究得出的：测量人体立姿解剖图，求出人体正面的平均总投影面积为 0.492 m²，再求出其中易伤区（包括各脏器、体腔、肠道、直径 0.25 cm 以上和血管）的各部的平均正投影面积及其总和（0.22 m²），继而就可以求出易伤区各个单位的命中概率 P_i。

$$P_i = \frac{S_i}{S_m} \quad (i = 1, 2, \cdots) \tag{3.35}$$

式中，S_i 为易伤部位 i 的下平均投影面积；S_m 为人体正面的平均总投影面积。不难看出，易伤区命中概率为 0.43。

测量人体各个断面，求出易伤区各部位由皮肤、骨骼和软组织所构成的防护层厚度。身体正面和背面的平均防护层厚度分别为 0.6 cm 和 3.3 cm。

利用已知的弹头或破片侵彻皮肤、肌肉、海绵状骨骼的能量损耗关系式，计算穿透易伤区各部位时所耗能量的最小值。结果表明，直径为 3.175 mm 的钢球侵彻易伤区中防护层最厚的部位时，最小穿透能量为 2.715 ~ 292.628 J。

计算 "命中概率 – 防护层厚度分布" 关系，再进一步求出 "命中概率 – 最小穿透能量" 关系。结果表明，与最小穿透能量 21 J 相应的命中概率为 0.6，与最小穿透能量 78 J 对应的命中概率为 0.9。

据此可以看出，78 J 判据实质上是某些弹头穿过典型人体大多数易伤区防护层时所需能量的最小值。显然，这个杀伤能量临界值有一定的实用价值，但也存在着相当大的局限性。

首先，弹丸穿透防护层后，还必须进一步破坏易伤区肌体，才能够产生停止作用。停止作用的大小不仅与防护层有关，还与防护层后的组织性质及其受损坏度有关。例如，穿透颅骨后破坏了脑组织，与穿透腹壁破坏了肠系膜，二者的停止作用显然不一样。也就是说，杀伤效应不仅取决于穿透能量，还取决于侵彻部位及穿透防护层后释放的能量。有时，穿透目标的弹头或破片杀伤效应不一定好，未穿透目标的弹头或破片杀伤效应不一定差。所以，仅仅以穿透能量或能否穿透目标来评价弹头、破片杀伤效应，还不够严谨。

其次，这个判据没有考虑环境因素对杀伤效应的影响。

3.3.5 比动能杀伤判据

具有相同动能、不同形状的破片对人员的损伤是不一样的。由于破片的形状很复杂、运动的不稳定性和飞行过程中又是旋转的，破片与目标遭遇时的面积是随机变量，故用比动能来衡量破片的杀伤效应较动能更为确切。

$$e_d = \frac{E_d}{A} = \frac{1}{2}\frac{m}{A}V_0^2 \qquad (3.36)$$

式中，e_d 为破片的比动能；E_d 为破片的初始动能；A 为破片与目标遭遇面积的数学期望值；V_0 为破片的初速度；m 为破片的质量。

Sperrazza 提出穿透皮肤所需的最小着速（弹道极限）V_l 在 50 m/s 以上，侵入肌体 2～3 cm 时，所需弹道极限在 70 m/s 以上，并提出其速度与断面比重的关系：

$$V_l = \frac{125}{S} + 22 = 125\frac{A}{m} + 22 \qquad (3.37)$$

穿透皮肤所需的最小比动能表达式为

$$e_l = \frac{1}{2}\frac{m}{A}V_l^2 \qquad (3.38)$$

对于厚度一定的皮肤，最小比动能是确定的。通常来讲，破片致命杀伤的最小比动能为 160 J/cm²，而擦伤皮肤的最小比动能为 9.8 J/cm²。同时，各个国家或地区也对破片穿透皮肤的临界比动能进行了规定，如表 3.14 所示。

表 3.14　破片比动能杀伤判据

国家或地区	中国香港	瑞士	中国大陆	中国台湾	德国
穿透皮肤的临界比动能/$(J \cdot cm^{-2})$	7	10	16	20	36

GA/T 718—2007《枪支致伤力的法庭科学鉴定判据》规定了口径小于 20 mm 的非制式枪支弹丸穿透角膜而造成眼睛轻伤的临界比动能为 1.8 J/cm^2，而中国香港规定的临界比动能为 2.0 J/cm^2，Sellier 给出的临界比动能为 6 J/cm^2。非制式枪支弹丸的比动能计算公式为

$$e_0 = \frac{E_0}{A} = \frac{1}{2}\frac{m}{A}V_0^2 = \frac{2mV_0^2}{\pi d^2} \qquad (3.39)$$

式中，e_0 为枪弹弹丸枪口比动能；E_0 为枪弹弹丸枪口动能；m 为枪弹弹丸质量；V_0 为枪弹弹丸枪口速度；A 为枪弹弹丸最大横截面积，即弹丸在枪管内运动时速度的垂直方向上的最大面积；d 为枪弹弹丸最大直径。

3.3.6　质量、速度杀伤判据

虽然破片质量、速度杀伤判据只基于质量、速度进行人体损伤评价，但仍然考虑了破片速度、质量的影响，其本质上仍是破片动能杀伤判据。对于高速破片，速度变化对其杀伤力的影响很小，而主要由质量决定，因而可以将破片质量作为杀伤判据。如 TNT 弹药爆炸后形成的破片初速度基本为 800~1 000 m/s，则破片致命杀伤质量为 1.0 g，如果破片初速度较大，也可取 0.5 g 或 0.2 g。对于质量一定的破片，速度是其杀伤力的主要影响因素，因而可以将破片速度作为杀伤判据。如子弹对人体致命杀伤的临界速度为 100 m/s，穿透骨骼的临界速度为 65 m/s，穿透皮肤的临界速度为 50 m/s。

3.3.7　分布密度杀伤判据

由杀爆战斗部爆炸形成的破片，其空间分布是不连续的。在破片飞行过程中，破片间隔会随飞行距离的增大而增大，故单个破片未必能够命中目标。因此，以动能、比动能或质量为破片杀伤判据并不能全面、准确地反映出破片对人体的损伤，还应该考虑破片分布密度，并且破片命中和杀

伤目标的概率随破片分布密度的增大而增大。

3.3.8   A－S 杀伤判据

1956 年，美国的 Allen 与 Sperrazza 综合考虑人体由负伤到丧失战斗力时间、人员在战场上承担的具体战斗任务，以创伤弹道学的研究成果提出了著名的 A－S 准则。Allen 和 Sperrazza 发现人体结构按功能可分为许多系统，每一系统又是由若干器官组成，各个器官又是由几种组织组成，局部器官和组织因杀伤而失效，将引起整个人体功能的丧失。该判据考虑了人员目标的作战任务和从受伤到丧失战斗力的时间要求，当人员受伤而不能执行其指定任务时即认为死亡。A－S 杀伤判据指出，任何系统弹体的损伤严重程度是 mv^β 的函数，并以 Weibull 函数表达如下：

$$P(I/H) = 1 - e^{-A(mv^\beta - B)^C} \tag{3.40}$$

式中，$P(I/H)$ 为人员在规定时间内丧失战斗力的概率；m 为破片质量，g；v 为破片速度，m/s；β、A、B、C 为由破片类型和人员承担的任务及丧失战斗力时间确定的常数。

第 4 章

爆炸伤的实验研究

由于不能用人体来研究爆炸引起的人体迅速变化及其对人体的影响，于是研究人员采用爆炸伤统计、软组织模拟物（如水、肥皂、明胶等）、动物或假人进行实验等方法。爆炸伤统计包括对伤亡者尸检和对伤口、伤道及组织、器官的详细调查以及对爆炸伤调查资料的研究。

4.1　非生物体模拟物和实验动物的选择

4.1.1　非生物体模拟物的选择

受伦理限制和受试动物之间的个体差异，必须有足够的实验数据，才能获得统计学上有显著性的结果。另外，某些非生物材料在反映爆炸与人体组织的能量传递方面具有直观、易测等特点。很多研究工作还需要借助于非生物模型。

1. 水

水质均匀、透明，便于直接观察。大多数组织含水 80% 左右，故水的密度与肌体组织比较接近（低 5%）。介质对破片的作用，主要取决于介质密度与介质黏度，和结构因素关系不大。因此，破片对肌体组织的许多重要的致伤现象，能够在射击水的过程中表现出来。研究水中破片轨迹，是研究破片致伤机理的基础。例如，钢球射入水中时，球后形成一个锥形空腔，如图 4.1 所示。

图 4.1　钢球射击后产生的空腔

1—首次扩大；2—首次崩溃；3—第二次扩大；4—尾迹（小气泡）

空腔的径向运动速度，大约是钢球运动速度的 1/10。水中空腔的最大排水量与钢球入水的动能成正比。水中空腔要经历 7～8 次扩大—缩小—扩大—缩小这种脉动，才最终消失。当破片侵入组织时，组织内也会产生与此十分相似的空腔运动。破片在水中的阻力系数略低于在组织内的阻力系数。

2. 肥皂

肥皂的密度与肌体组织相当，黏塑性大，破片通过后能留下定形的空腔，这个空腔的形状与最大瞬时空腔相似。肥皂空腔容积与破片传递的能量成正比，而且相关系数很好。由于使用肥皂实验方便，优点多，已广泛使用。

实验用肥皂的成分和性能如下（按重量百分比）：脂肪酸，53%；水，40%；游离碱（NaOH），< 0.3%；硅酸钠，> 2%；溶解度，> 18 mg；硬度，2 260～1 776 g/cm；凝固点，37～45 ℃；密度，1 055 kg/m³。

3. 明胶

明胶密度同肌肉相当，有弹性，破片通过后，能留下一个不规则的伤道，周围有一些径向扩展裂缝，这些裂缝是瞬时空腔造成的。裂缝数和扩展所及的径向范围，反映瞬时空腔的最大直径。据此算出的最大瞬时空腔的容积，与破片传递给明胶的能量成正比，但相关系数不及肥皂好。当评定破片在明胶内的效应时，先测定裂缝长度与永久伤道周围的长度，然后将裂缝长度乘以 2，再加上周边长度，它们之和就相当于瞬时空腔周边长度。计算容积时，可以假定伤道横截面为圆形。

从高速摄影照片看出，明胶内空腔运动的特性与水中的相似，但膨胀系数不同。破片在明胶中的阻力系数 $C_x = 0.35$，略低于人体组织的阻力系数 $C_x = 0.45$。

由于明胶富有弹性，裂缝长度以及永久伤道周长度的测量误差较大，因而能量数值的离散度往往比肥皂的相应数值要大。所以对翻滚较快的破片，明胶不是很合适的模拟物。

4. 其他

黏土是一种廉价的模拟物，密度为 1.7 kg/cm^3，由于密度大于肌肉组织，作用于弹头的减速力较大，在对黏土射击时，弹头容易变形破裂。

在创伤实验中，也有将非生物的材料与动物组织合在一起进行实验。

非生物材料只能在某一性能范围内，在某种程度上充当组织的模型。每种非生物材料都具有各自的特点，应针对不同的实验要求加以选择。

4.1.2　实验动物的选择

4.1.2.1　一般原则

动物实验能较全面、近似地反映人体的各种创伤效应，因而历来受到科学工作者的重视。实验动物应尽可能满足以下要求：破片在肌体内产生的创伤效应有较好的重复性；具有必要的伤道长度；皮肤强度尽可能接近人的皮肤；个体差异尽可能小；既经济又方便；体质健壮，食欲良好，皮毛光泽平顺，无急慢性疾病以及潜在性疾病；肌肉丰满、体态正常、四肢粗壮无畸形；步态稳健、反应灵敏，眼睛有神、鼻端较湿润，呼吸平衡无声。

4.1.2.2　各种动物的特点

1. 马和牛

马和牛肌肉丰满，容易获得较长的伤道。但成年的马和牛，体大、笨重、不便操作和搬运，需要特殊的外科专用器械和实验设备。马和牛很难实施全麻。全麻期间和伤后复苏阶段，难于长时间进行观察。马的横膈膜尖拱，腹部脏器沉重，如长时间伏卧，必向下压迫肺叶，造成严重的肺积液和缺氧。牛是反刍动物，消化系统复杂，往往易引起腹部膨胀，并经常下意识地将反刍物质（半流质）反复地吐出和咽下，在麻醉状态下容易发生误吸的危险。马和牛的皮肤也比人的皮肤厚而坚实，差别很大。此外，马、牛价格昂贵，所以很少用它们作为实验动物。

2. 羊

羊也属反刍动物，但实施全麻不像牛那样危险，对反刍鼓胀问题，只要采取必要的预防措施，即可避免致命危险，可以使用人身麻醉标准和器械。对强镇定剂和局部镇痛性神经阻断剂，配合使用的适应性很好。羊皮肤薄而柔软，比较接近人皮，但使用较大的羊，才能获得长伤道。

羊的性情温顺，不伤人，适应性较强，饲养方便，故使用较广泛。

3. 狗

狗属于哺乳纲、食肉目，已被驯化为家养动物，喜欢接近人，易于驯养，对外界环境适应能力强，稍加训练即能很好地配合各种实验。狗的静脉与动脉血管容易显露，便于抽血和静脉给药及气管切开，连接导管，进行连续较长时间的采血检查。狗的用药剂量和施行手术所用的器械均与人体相似，皮肤也与人较接近。但狗的皮下脂肪少而薄，容易产生皮下组织大面积撕离。狗毛对破片的射入也有影响，最好在实验时把受破片部位的毛剪掉。狗肢体肌肉不够丰满，为了得到较长的伤道，最好选用大狗。

4. 猪

猪是饲养的家畜，其皮肤组织结构、血液学、血液化学的各种常数都与人相近似，性情较温顺，不伤害人。中等大小的猪，一般就能得到足够长度的肌肉伤道。对猪容易进行训练，可以施行各种全麻方法。猪伤后，在麻醉条件下，可以观察 12 h 以上。特别是猪的皮肤构造与人皮相似，毛稀疏，肢体短粗，肌肉丰满，能造成较严重的伤道，便于观察投射物伤的伤道变化。猪的来源广泛，价格较合理，故猪也是创伤研究较常用的动物之一。缺点是猪体型较大，笨重，不易搬运，饲养和伤后护理比狗困难。猪的血管不如狗容易显露，采血标本有一定困难，伤口包扎也不易牢固，不太适合于作较长期观察。

5. 兔和猫

这两种动物容易获得，易饲养，故常被用在医学研究中的急慢性实验中。在早期的创伤研究中，也曾被选用，但其体型太小，目前已很少采用。

6. 大白鼠

实验室用的大白鼠是褐家鼠的白化变种，性情较凶猛、抗病力强，对外环境适应性强，成年鼠很少患病；一般情况下侵袭性不强，可在一笼内大批饲养，也不会咬人。医学上常用于神经 – 内分泌、营养、代谢性疾病、药物学、肿瘤、传染病、行为表现、放射医学、肝脏外科等方面的研究。

4.2　冲击波损伤实验

在实验室采用压缩气体驱动的激波管模拟爆炸冲击波，因受到激波管尺寸的限制，因此只能对小型动物进行实验。爆炸装置内炸药爆炸可以瞬间产生空气冲击波、破片；当爆炸装置为软包装时，爆炸装置主要产生的是冲击波；当爆炸装置为硬包装时，爆炸装置产生冲击波和破片两种杀伤源。

4.2.1　激波管冲击波损伤实验

4.2.1.1　实验装置

图 4.2 所示为激波管工作原理图，当刺破膜片后，高压腔内的高压气体进入低压腔，在低压腔就产生了冲击波。图 4.3 所示为激波管内 A_1 传感器、A_2 传感器两点测得的冲击波波形图。

图 4.2　激波管工作原理图

用于爆炸研究的各种动物都应对其进行深度麻醉，在感觉恢复之前施行安乐死，以消除爆炸对其带来的痛苦。

以二级轻气炮高压舱为冲击波发生源，将炮管改造为生物激波管装

图 4.3　激波管产生的典型冲击波

置，激波管直径为 250 mm。采用工业氮气作为冲击气体，通过改变气炮高压舱内气体压力控制冲击波强度。首先将轻气炮高压舱内充入一定压力的氮气，将麻醉处理后的兔安放在激波管内尾端。兔体后设有网状冲击波衰减装置，且激波管并未完全封闭。启动放气阀，高压舱内的氮气在激波管内产生冲击波对生物进行冲击。衰减装置对冲击波产生一定程度的反射，但由于反射波与兔头方向相反，属于开口冲击波，并具有反射冲击波的特点。管内压力由传感器 MLT0380 测定，经动态采集系统 Topview2k 存储与计算相应冲击波物理参数。

4.2.1.2　实验动物分组及制备

采用成年健康新西兰白兔 40 只，雌雄不限，体重 2.5 ~ 3.5 kg。实验前，动物适应环境 3 天，随机分成 5 组，每组 8 只，模拟某爆炸物外场实测距冲击源不同距离的冲击波参数进行损伤实验。其中，A、B、C、D 组的冲击波压力分别为 6.83 kPa、146.46 kPa、286.58 kPa、394.11 kPa，对应的作用时间分别为 4.2 ms、3.9 ms、3.2 ms、2.7 ms，con 组为未经冲击的对比组。为保持兔的姿态一致，冲击前均用戊巴比妥钠全麻后固定于激波管尾端铁笼中，放置于距离冲击波源 6 m 处，兔头朝向冲击源方向。冲击后取出，采用北岛式绑定并进行生理学指标检测、采血和取材，con 组直接进行相关指标检测。

4.2.1.3　实验结果

1. 急性肺损伤

肺损伤的宏微观形态学观察：图 4.4 为冲击前后肺损伤表观照片。与

con 组对比，A 组仅上叶局部有小块斑状出血；B 组肺叶出现较大范围出血斑，累及多个肺叶；C 组肺上叶及中叶表面有较多斑状出血，且 B 组与 C 组均出现明显"肋间压痕"；D 组尽管表面血斑面积不及 B、C 组多，但气管与支气管均呈灰黑色，说明冲击波造成了严重的损伤。可见随冲击波强度增加，肺表观损伤程度增加。观察肺组织经 HE 染色后照片（见图 4.5）可见，con 组结构完整，肺泡间隔均匀一致，壁光滑，可见少量粒细胞，肺泡腔中无渗出液、出血和灶性肺不张等情况。其他各组急性肺损伤组织可见肺间质、肺泡内出血及炎性细胞，肺泡隔增宽，肺间质渗液明显，局灶的肺泡塌陷和肺不张，说明肺组织损伤程度随冲击波强度增加而显著增加。

图 4.4　不同冲击波超压作用下的兔肺损伤表观

图 4.5　不同冲击波超压作用下的兔肺显微组织

从肺损伤的形态学观察，并结合表面弥散性出血点数量和面积变化情况，分析得出在 A ~ D 组冲击强度下，随着冲击波超压增加，肺泡和毛细血管壁的损伤程度也增加，肺泡膜通透性增强，富含蛋白的液体漏入间质和肺泡腔。从 A 组轻度损伤和肺泡渗液到 D 组肺泡壁破裂及局部灶性出血，推断上述损伤造成了肺水肿程度的不断增加，并随观察时间延长而逐渐加重。其中微观原因是：冲击波作用下的肺组织产生大量应激和炎症因子，刺激气管黏膜、上皮细胞、支气管上皮细胞及肺血管内皮细胞，使它们产生大量内皮素，造成肺水肿程度的变化。冲击量越大，刺激量也越大，产生的反应也越重。

2. 冲击波对兔的基础生理指标的影响

与 con 组比，呼吸频率、心率方面，A 组有升高趋势，B、C 组显著升高，D 组升高非常显著，呼吸频率随着冲击波超压值的增大而升高。平均动脉压、动脉收缩压、动脉舒张压并非随着冲击波超压的增加而增加，而是明显降低。

3. 生物体基础生理指标变化

随着冲击波超压的增加，动物心率和呼吸频率逐渐加快，表明冲击波对心血管和呼吸系统存在明显的影响。但不同于通常应激反应，实验观察到血压随冲击波超压增加呈降低趋势。认为可能是冲击波造成肺出血的同时也造成了心脏和其他软组织损伤水肿，造成回心血量减少。对致伤组大体解剖观察到的心包水肿、心耳出血和心肌松弛等现象，同样证实了这一推断，如图 4.6 所示。

A   B

图 4.6　致伤心脏

通过测定动脉血液间接反映 pH 值的变化。实验发现，随着冲击波量级增加，pH 值呈低幅半正弦变化。pH 值反映肾和肺的调节功能变化，由此可看出肺、肾脏代谢的改变及对损伤的调节变化。

4.2.2　爆炸冲击波损伤实验

1. 实验系统

爆炸冲击波对人体损伤的主要因素是超压和作用时间，这就决定了爆炸冲击波损伤实验的测量参数为压力。实验系统主要是由实验爆源、压力传感器、信号适配器（放大）、数据采集及处理子系统组成。

实验爆源：TNT 炸药，主要理化参数如表 4.1 所示。

表 4.1　TNT 主要理化参数

爆炸极限温度	爆发点	爆热	爆速	撞击感度
240 ℃	457 ℃（5 s）	4 650 kJ/kg	6 920 m/s	4%～8%（10 kg，25 cm）

传感器：超压测试中，压力信号测试一般使用压电式和压阻式传感器。主要参数是频率响应、量程、分辨率、精度和工作环境要求等。量程选择根据所用 TNT 炸药量与距离先理论计算各测点的超压后确定，一般量程大于测量值的 20%。

信号适配器：压电式传感器需配电荷放大器，压阻式传感器需配数据放大器或动态应变仪。

数据采集及处理系统：通用型动态测试分析仪、外场用远程数据采集器、高速摄影数据采集等。

2. 实验测点布置

一般 TNT 在空中爆炸，这样爆心到地面的垂线是压力分布的轴对称线，通过轴线的任一平面上的压力等参数都是相同的。在实验测试中根据其特点及实验可靠性要求，最少在距爆心对称位置上布置 3 个动物损伤测试点和 3 个对照压力测试点，3 点取平均值才能确定此点状态下的压力等参数。

实验动物分组、制备和实验结果分析与激波管冲击波损伤实验相同。

爆炸冲击波实验，实验动物暴露于炸药的爆炸中，制造不同振幅和持续时间冲击波。实验所必需的条件和环境限制了研究冲击波损伤。

爆炸冲击波损伤实验规模大、涉及内容多。一定要制定好实验方案，确保实验安全及实验数据的可靠。

4.3　破片损伤实验

创伤弹道研究破片撞击和侵彻人体或动物所产生的现象，属于一个实验科学，实验中主要测量参数是破片速度、靶器官内的压力和伤道形状等。

4.3.1 实验装置

图 4.7 所示为一级轻气炮。轻气炮是进行高速碰撞实验的专用设备,它可以用来进行材料在高应变率 ($10^5 \sim 10^6\ s^{-1}$) 下力学性能研究;也可用来进行动态模拟实验和测试元件的动态标定等。其具体功能包括:材料层裂实验;材料中应力波传播规律研究;得到材料的高压状态方程;应力传感器标定;材料或结构的冲击实验。

图 4.7　一级轻气炮

轻气炮配有激光光纤测速系统,可实现靶板自由表面质点速度的非接触测量。由于是非接触式测量,传感器在测得完整信号之前不会损坏;容易捕捉到弹性前驱波等具有短瞬时且自由表面质点速度剧烈变化特征的动态过程。

采用高速摄影机测量速度和记录碰撞过程,示波器记录压力传感器等参数。

4.3.2 速度和压力测量

破片射入肌体的速度表征能量大小,碰撞速度的测量可以采用铜丝网靶和测速仪来进行。原理是当破片依次穿过第一靶网和第二靶网时,用测时仪测出破片经过两个靶间的时间，用这个时间去除已知两个靶网间的距离，所得之商即为两靶中点平均速度。靶网的作用是当弹头穿过时，网丝被碰断而造成断路，从而给测时仪输入一信号。剩余速度的测量方法与入射速度测量方法基本相同，但要注意穿过靶标的破片飞行不稳定，有时靶标内会进出飞溅物，还会先于弹头飞达靶网。

弹头通过透明介质时，借助高速摄影，可测出弹头位置及相应的时刻，从而推算出速度。如果介质不透明，要借助 X 光摄影。

肌体组织内压力表征损伤的轻重，压力测量可用压电式或压阻式传感器和示波器进行测量。

4.3.3　实验材料

破片损伤的基础实验，采用非生物肥皂代替被损伤器官进行原理实验。按照实验要求制作好的肥皂用保鲜膜严密包裹并确保在 7 天内完成实验，以防肥皂脱水风干。

实验用破片根据实验目的要求制造。本实验采用质量为 1.00 g 的 30CrMnSi 合金圆柱体破片，长径比为 1（ϕ5.5 mm × 5.5 mm）。配套有与破片横截面精密匹配的树脂弹托。

如采用动物进行实验，实验动物分组及制备与激波管冲击波损伤实验相同。

4.3.4　实验结果

所有肥皂块在加载后均保持大体上的完整，破片均未穿透肥皂块。在其迎弹面，破片的侵彻形成了一个类似"石子落入宁静的水面"的"飞溅状"环形凸起，其边缘略呈毛刺状，如图 4.8 所示。

图 4.8　破片正交射击肥皂高速摄影

环形凸起中间包绕着弹道入口，入口位于肥皂块底面正中，大致呈圆形。该入口直径随破片速度的增大显著增大，其中低速组的入口直径最小，所形成边缘飞溅状凸起也最不明显；高速组的入口直径最大，所形成边缘飞溅状凸起最明显，呈"喇叭花"状；中速组的入口形态介于上述两组之间。随着弹道深入，其直径的变化也具有很强的规律性：所有的弹道直径均随弹道的深入均匀缩窄，但低速组弹道缩窄的比例直观上较高速组更小。从肥皂靶的侧面观察，其外形轮廓仅中速组和高速组在靠近炮口的一端有轻度增宽，低速组增宽不明显，如图4.9所示。

图4.9　低、中、高速破片射击肥皂创伤弹道

第 5 章

人体有限元模型

人体数值模拟研究是基于有限元方法、数值模拟技术和有限元分析程序而开展的。有限元方法由美国数学家 Courant 于 1943 年首次提出。Bruce 和 Peaceman 于 1953 年提出了数值模拟技术。美国 Hallquist 博士于 1976 年开发出用于求解高速碰撞和爆炸冲击等问题的 LS - DYNA 有限元分析程序。人体有限元模型的开发起源于人体数字模型的研究，而人体数字模型又是随着 CT、MRI 和 MIMICS 等医用技术的发展以及汽车安全性评价的需求而建立的。

5.1 人体几何模型

图 5.1 所示为身高 178 cm、体重 70 kg 左右的男性人体模型，该模型由皮肤、肌肉组织、骨骼系统、神经系统、淋巴系统、循环系统、消化系统、呼吸系统和泌尿系统等组成。骨骼系统包括胸骨、肋骨和肋软骨等 26 种骨骼。神经系统包括大脑和小脑等组织。循环系统包括动脉、静脉和心脏。消化系统包括胃、肝、脾、胰、大肠和小肠。呼吸系统包括横膈膜、肺脏、支气管和咽喉。泌尿系统包括肾脏和输尿管。

皮肤（见图 5.2）位于身体表面，由表皮、真皮和皮下组织组成。心脏（见图 5.3）由心肌构成，包括心房和心室，内部充满血液，位于胸腔中部偏左下方，并夹在两肺之间。肺脏（见图 5.4）位于胸腔内，覆盖于心脏之上，由左叶和右叶组成，内部有 7 亿多个大小形状不一的肺泡，平均直径仅 0.2 mm，并经气管、支气管与喉、鼻相连。肝脏（见图 5.5）由

图 5.1　人体几何模型图

（a）肌肉组织；（b）骨骼系统；（c）神经系统；（d）淋巴系统；

（e）循环系统；（f）消化系统；（g）呼吸系统；（h）泌尿系统

图 5.2　皮肤结构示意图

图 5.3　心脏结构示意图

左叶和右叶组成，位于人体腹部，隐藏在右侧膈下和肋骨深面。胸骨由胸骨柄、胸骨体和剑突组成，位于胸前壁的正中。肋骨由 12 对左右对称的弧形小骨组成，后端均与胸椎相连，部分前端通过肋软骨与胸骨相连，分为真肋（第 1～7 肋）和假肋（第 8～12 肋）。肋软骨位于肋的腹侧和肺脏正前方，用于连接胸骨和肋骨。脊柱由 33 块椎骨、韧带、关节及椎间盘连接而成，其上端、中端和下端分别与颅骨、肋骨和髋骨相连接。胸部骨骼结构如图 5.6 所示。

图 5.4　肺脏结构示意图

图 5.5　肝脏结构示意图

图 5.6　胸部骨骼结构示意图

5.2　人体有限元模型的建立

由于冲击波对肺脏的损伤以及破片对心脏的损伤是使人致命的关键因素，因此，本书只采用人体躯干模型开展相关研究，建立皮肤（包括表皮、真皮、皮下组织）、骨骼系统（包括胸骨、肋骨、肋软骨、脊柱、椎间盘、锁骨和肩胛骨）、内脏器官（包括肾脏、胰脏、肝脏、心脏、肺脏、脾脏、胃）、血液、横膈膜和肌肉模型。

利用 3ds Max、Rhinoceros 和 HyperMesh 软件建立人体躯干有限元模型，并采用 ANSYS/LS – DYNA 和 LS – PrePost 软件对有限元模型进行计算求解和数据分析。其中，3ds Max 软件用于原始人体模型的编辑以及人体躯干模型文件格式的转换；Rhinoceros 为逆向工程软件，用于网格与实体的转换及几何模型的优化；HyperMesh 为前处理软件，用于网格修复与划分、质量检查与优化和计算参数的设置；ANSYS/LS – DYNA 软件用于冲击波损伤模型的计算；LS – PrePost 软件用于查看和输出计算结果。数值分析步骤如图 5.7 所示。

图 5.7　数值分析步骤图

5.2.1　原始人体模型格式的转换

原始人体模型是由大量曲面构成的 3ds Max 格式的文件，并且存在诸多缺陷而未形成封闭的曲面，无法直接建立三维实体模型，故先用 3ds Max 软件对人体模型进行编辑，并将人体模型转换成 STL 格式。

5.2.2　人体躯干模型的处理

STL 格式的人体躯干模型是由大量三角形 SHELL 单元组成的，存在很多缺失面和错误面，且网格质量较差（图 5.8 为优化前的肺脏网格）。因此，要利用 HyperMesh 软件对缺失面进行修补，对错误面进行修复，使整个模型成为一个封闭的曲面。同时，采用几何编辑功能对交叉的网格进行处理，并将不同骨骼的网格连接起来，以防止网格出现初始穿透。然后，对 SHELL 单元进行重新划分，以减少单元数量。最后，再次将模型输出为 STL 格式文件，优化后的肺脏网格如图 5.9 所示。

图 5.8　优化前的肺脏网格

图 5.9　优化后的肺脏网格

5.2.3　将 2D 网格模型转换为实体模型，并对其进行几何编辑

利用 Rhinoceros 软件将 STL 网格转换为多重曲面以生成三维实体模型，如图 5.10 所示。同时，对实体模型表面的凸起或凹陷部分进行几何优化，并减少几何曲面。几何编辑完成后，将实体模型导出为 STEP 格式文件，如图 5.11 所示。

图 5.10　Rhinoceros 软件转换模型

图 5.11　肺脏三维实体模型

5.2.4　3D 网格划分及质量优化

　　六面体网格和四面体网格是有限元中最常用的网格。对于同样的几何模型和网格尺寸，六面体网格质量高、数量少、计算时间短、计算精度好，但结构复杂的几何模型很难划分为六面体网格，并且也非常耗时。四面体网格数量要比六面体网格大得多，其计算效率低、计算精度差，但其适应性强，可以快速处理结构复杂的几何模型。因此，考虑到人体几何模型的复杂性，人体躯干有限元模型采用四面体网格。首先，将人体躯干几何模型导入到 HyperMesh。为防止各组织器官之间的网格产生初始穿透，组织器官接触面以共节点方式连接。同时，对部分骨骼模型进行几何切割，将其切分为不同部分。然后，利用 automesh 模块将几何模型划分为 2D 三角形网格，并通过 QualityIndex 功能检查和优化网格质量。最后，在 tetramesh 模块中将 2D 网格划分为 3D 四面体网格，并利用 Tetra Mesh Optimization 对四面体网格进行质量检查和优化，肺脏网格模型如图 5.12 所示。通过网格的质量检查和优化以及初始穿透的检查后，扭曲度、翘曲度、雅可比和长宽比等指标满足计算要求，且网格无初始穿透。

　　利用 HyperMesh 对人体躯干模型进行网格划分，得到如图 5.13 所示的人体躯干有限元模型。心脏、肺脏、肝脏和胸部骨骼等模型的结构特征接近于图 5.3 ~ 图 5.6 所示的组织器官的真实结构。因此，本章节建立的人体躯干模型具有较高的结构逼真度。

图 5.12　肺脏三维有限元模型

（a）

（b）

（c）

图 5.13　人体躯干有限元计算模型

（a）皮肤/肌肉模型；（b）骨骼模型；（c）内脏器官模型

皮肤划分为 Belytschko – Tsay 壳单元，而其他人体组织器官划分为四面体单元，并采用 Lagrange 算法。基于 *SECTION_SHELL 关键字设置 SHELL 单元的厚度（即皮肤的厚度），并定义沿 SHELL 单元厚度方向的积分点数量（即皮肤层数，包括表皮层、真皮层和皮下组织）。基于 *INTEGRATION_SHELL 关键字设置表皮层、真皮层和皮下组织的

Normalized 坐标以及各皮肤层的厚度，并选取各皮肤层对应的材料模型。在冲击波损伤模型、防爆服和防弹衣后钝性损伤模型中，人体躯干模型网格尺寸较大；而在破片损伤模型及冲击波和破片联合损伤模型中，需要对人体躯干受破片命中区域的网格进行局部加密。各组织器官的单元数和节点数如表 5.1 所示。

表 5.1　各组织器官的单元数和节点数

组织器官	冲击波损伤模型、防爆服后钝性损伤模型、防弹衣后钝性损伤模型			破片损伤模型、冲击波和破片联合损伤模型		
	壳单元数	四面体单元数	节点数	壳单元数	四面体单元数	节点数
表皮	23 251	—	11 797	27 783	—	14 063
真皮		—			—	
皮下组织		—			—	
肌肉	—	1 126 178	237 772	—	3 386 075	624 545
肾脏	—	22 135	5 181	—	22 135	5 181
胰脏	—	4 618	1 193	—	4 618	1 193
肝脏	—	18 104	4 242	—	18 104	4 242
心脏	—	132 679	32 329	—	797 646	149 717
肺脏	—	149 059	30 835	—	149 059	30 835
脾脏	—	9 550	2 246	—	9 550	2 246
胃	—	12 943	3 000	—	12 943	3 000
横膈膜	—	28 333	7 823	—	28 333	7 823
血液	—	90 908	21 419	—	90 908	21 419
胸骨	—	8 559	2 469	—	304 692	54 646
肋骨	—	42 219	16 971	—	42 219	16 971
肋软骨	—	15 483	5 493	—	15 483	5 493
脊柱	—	152 571	39 653	—	152 571	39 653
椎间盘	—	12 641	4 596	—	12 641	4 596
锁骨	—	7 132	2 112	—	7 132	2 112
肩胛骨	—	24 137	7 534	—	24 137	7 534
总计	23 251	1 857 249	320 626	27 783	4 949 741	853 555

除皮肤外的组织器官之间的接触方式为自动面面接触 ∗ CONTACT_
AUTOM - ATIC_SINGLE_SURFACE，皮肤和肌肉之间的接触方式为面面固
连接触 ∗ CONTACT_TIED_SURFACE_TO_SURFACE。

5.3　人体躯干材料模型及参数

由于个体的差异性和组织器官的复杂性，人体结构特征和材料特性受
种族、性别、年龄、身高、体重和生理状态等因素的影响，不同研究人员
通过实验测得的人体材料参数均不相同，并且差异性非常大，因而在世界
范围内尚未形成统一的人体材料模型和材料参数。肌肉和内脏器官采用黏
弹性材料模型 ∗ MAT_VISCOELASTIC，血液采用线弹性流体材料模型
∗ MAT_ELASTIC_FLUID，皮肤及骨骼采用线弹性材料模型
∗ MAT_ELASTIC，材料参数如表 5.2 所示。该人体躯干材料模型和材料参
数均是参照经过大量有效性验证且使用最多的人体材料特性数据而确定
的，并在文献中进行过数值模拟研究和有效性验证，因此，本书建立的人
体躯干模型具有较高的生物力学逼真度。

表 5.2　人体躯干模型的材料参数

组织器官	密度 $\rho/$ $(g \cdot cm^{-3})$	杨氏模量 E/GPa	泊松比 ν	体积模量 K/GPa	短时剪切模量 G_0/kPa	长时剪切模量 G_1/kPa	衰减系数 $\beta/(s^{-1})$
表皮	1.30	0.031 5	0.45	—	—	—	—
真皮	1.20	0.031 5	0.45	—	—	—	—
皮下组织	0.971	3.4×10^{-5}	0.48	—	—	—	—
肌肉	1.12	—	—	2.9	200	195	100
肾脏	1.10	—	—	0.002 8	230	44	100
胰脏	1.10	—	—	0.002 8	230	44	100
肝脏	1.06	—	—	0.744	67	65	100
心脏	1.00	—	—	0.744	67	65	100

组织器官	密度 ρ/$(\mathrm{g \cdot cm^{-3}})$	杨氏模量 E/GPa	泊松比 ν	体积模量 K/GPa	短时剪切模量 G_0/kPa	长时剪切模量 G_1/kPa	衰减系数 β/$(\mathrm{s^{-1}})$
肺脏	0.60	—	—	0.744	67	65	100
脾脏	1.10	—	—	0.002 8	230	44	100
胃	1.05	—	—	0.744	67	65	100
横膈膜	1.00	0.065 5	0.40	—	—	—	—
血液	1.06	1×10^{-10}	0.50	2.00	—	—	—
胸骨	1.25	9.5	0.25	—	—	—	—
肋骨	1.08	9.5	0.20	—	—	—	—
肋软骨	1.07	0.002 5	0.40	—	—	—	—
脊柱	1.33	0.355	0.26	—	—	—	—
椎间盘	1.50	0.01	0.35	—	—	—	—
锁骨	1.08	9.5	0.20	—	—	—	—
肩胛骨	1.25	9.5	0.29	—	—	—	—

黏弹性材料模型 * MAT_VISCOELASTIC 的剪切松弛行为采用以下方程描述：

$$G(t) = G_\infty + (G_0 - G_\infty)\mathrm{e}^{-\beta t} \tag{5.1}$$

5.4　人体冲击波损伤数值模拟分析步骤

利用 HyperMesh、ANSYS/LS – DYNA 和 LS – PrePost 软件建立和分析人体损伤模型的建立步骤，熟悉各软件的功能及使用方法。HyperMesh 为前处理软件，用于网格修复与划分、质量检查与优化和计算参数的设置，软件界面如图 5.14 所示；ANSYS/LS – DYNA 软件用于计算冲击波损伤模型，软件界面如图 5.15 所示；LS – PrePost 软件用于几何模型的建立，以及计算结果的查看和输出，软件界面如图 5.16 所示。

图 5.14　HyperMesh 界面

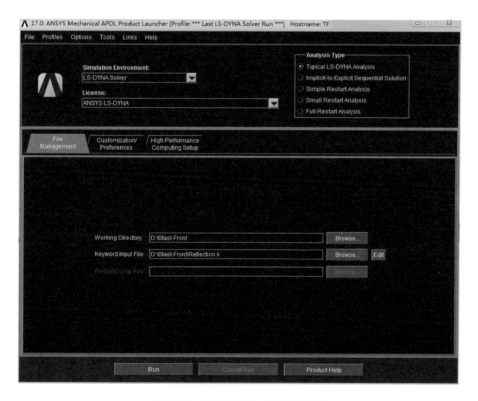

图 5.15　ANSYS/LS – DYNA 界面

图 5.16　LS – PrePost 界面

5.4.1　基于 LS – PrePost 软件创建几何模型

LS – PrePost 作为 ANSYS 下的前后处理软件，前处理用于建立几何及有限元模型，下面为创建几何模型的步骤：

（1）启动 LS – PrePost 软件（版本为 V 4.6.4）；

（2）单击绘图控制区的 Solid 按钮　；

（3）在弹出的对话框中单击 Box 按钮　；

（4）在 Create Box 方框中输入两个坐标点（－30，0，－40）和（30，60，40），然后单击 Apply，创建出如图 5.17 所示的空气几何模型；

（5）在主菜单中，依次选择"File"→"Save as"→"Save Geom As"命令，将几何模型保存为 STP 格式的"Air"文件。

5.4.2　基于 HyperMesh 软件进行前处理

第一步：启动 HyperMesh 软件。

（1）启动 HyperMesh 软件。

（2）在下拉菜单下单击"Preference"项。

图 5.17　空气几何模型

（3）单击"User Profiles"项。

（4）设置模板类型为"LsDyna"，如图 5.18 所示。

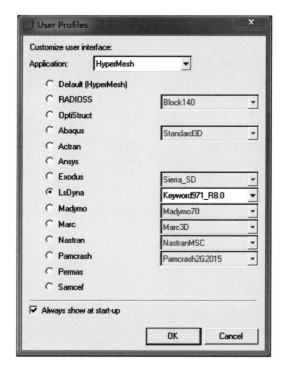

图 5.18　User Profiles 界面

（5）单击"OK"按钮进入 Hypermesh_LS – Dyna 界面。

第二步：导入人体 K 文件和空气域几何模型。

导入的人体可以是 K 文件，也可以是 HM 模型和几何模型，现以导入 K 文件为例。若导入的是几何模型，则应对其进行有限元网格划分。

（1）在快捷菜单中单击 Import 按钮▨。

（2）选择 Import Solver Deck 按钮▨，"File type"设置为"LsDyna ［Keyword］"，在"File"中选择要导入的人体有限元模型（即 5.2.4 节建立的 Human FEM），"Import"设置为"All"，"Display"设置为"Custom"，如图 5.19 所示，最后单击"Import"按钮导入人体有限元模型。在功能菜单显示出 20 个 Components，如图 5.20 所示，包括肌肉（Muscle）、肾脏（Kidney）、胰脏（Pancreas）、肝脏（Liver）、心脏（Heart）、肺脏（Lung）、脾脏（Spleen）、胃（Stomach）、横膈膜（Diaphragm）、胸骨（Sternum）、肋骨（Ribs）、肋软骨（Costal cartridge）、脊柱（Vertebral column）、椎间盘（Intervertebral disc）、锁骨（Clavicle）、心脏内血液（Blood）、肩胛骨（Scapula）、表皮（Skin – Epidermis）、真皮（Skin – Demis）、皮下组织（Skin – Hypodermis）。在图形区可以显示出人体躯干模型，如图 5.21 所示。

图 5.19　人体模型导入界面

图 5.20　人体躯干模型 Components 显示界面

图 5.21　人体躯干模型图像显示界面

（3）选择 Import Geometry 按钮，"File type"设置为"Auto Detect"，单击 Select files 按钮选择要导入的空气几何模型 AIR，"Scale factor"设

置为"1.0","Cleanup tol"设置为"Automatic",最后单击"Import"按钮导入空气几何模型,如图5.22所示。

图5.22 空气和人体躯干模型图像显示界面

第三步:空气网格划分。

(1)新建一个 Components,命名为"AIR1",作为空气域;而将空气几何模型所在的 Components 命名为"AIR2",作为冲击波生成域。

(2)在 Components 中选中"AIR1",右击选择"Make Current"。

(3)在页面菜单中选择"3D"。

(4)单击面板菜单中的"solid map"进入六面体网格划分界面。

(5)选择"one volume",界面左下方切换为"elems to current comp"(将网格置于 AIR1 中)。

(6)"elem size"设置为"1.000"(网格尺寸为 1 cm)。

(7)volume to mesh 切换到 solid。

(8)选中图像区的空气几何模型。

(9)单击"mesh"按钮开始划分网格。

(10)单击"return"按钮返回。

(11)在页面菜单中选择"Tool"。

(12)单击面板菜单中的"organize"。

(13)选中"collector",并切换到 elems,"dest component"设置为"AIR2",如图5.23所示。

(14)选中沿 Y 轴正方向的第一层网格。

图 5.23　空气网格复制/移动界面

（15）单击"move"按钮将网格移动到 AIR2 中作为冲击波生成域。

（16）单击"return"按钮返回主界面。

第四步：定义单元类型。

（1）进入下拉菜单中的"Tools"→"Create Cards"→"∗SECTION"选项。

（2）建立 1 个 ∗SECTION_SOLID 卡片（作为人体有限元模型单元属性）、1 个 ∗SECTION_SHELL 卡片（作为皮肤的单元属性）和 2 个 ∗SECTION_SOLID_ALE 卡片（分别作为空气域和冲击波生成域的单元属性），分别命名为 SOLID、SHELL-SKIN、ALE1、ALE2。

（3）进入功能菜单中的 Model 界面。

（4）在"Properties"下拉菜单中右击"SOLID"，将"ELFORM"设置为"1"（Lagrange 算法）。

（5）在"Properties"下拉菜单中右击"ALE1"，将"ELFORM"设置为"11"（ALE 算法）。

（6）在"Properties"下拉菜单中右击"ALE2"，将"ELFORM"设置为"11"（ALE 算法），并将"AET"设置为"5"（接受由关键字 ∗LOAD_BLAST_ENHANCED 定义的爆炸载荷）。

（7）在"Properties"下拉菜单中右击"SHELL-SKIN"，将"ELFORM"设置为"2"（Belytschko-Tsay 算法），"NIP"设置为"1"（积分点个数，即皮肤层数，包括表皮层、真皮层和皮下组织层），勾选"Int_Rule_ID"，在"IRID"下选择 ∗INTEGRATION_SHELL 卡片（定义皮肤层），"T1"设置为"0.41"（皮肤层厚度为 0.41 cm，其中，表皮层厚度为 0.1 mm，真皮层和皮下组织厚度均为 2 mm），"NLOC"设置为"-1"（SHELL 单元为底面），如图 5.24 所示。

第五步：定义皮肤的积分方式。

（1）进入下拉菜单中的"Tools"→"Create Cards"→"∗INTEGATION"选项。

（2）建立 1 个 ∗INTEGATION_SHELL 卡片，命名为"IS-SKIN"。

Name	Value
Solver Keyword	*SECTION_SHELL
Name	SHELL-SKIN
ID	5
Color	■
Include File	[Master Model]
Defined	☑
Card Image	SectShll
Options	NONE
Title	☐
ELFORM	2
SHRF	0.0
NIP	3
PROPT	0.0
⊟ Int_Rule_ID	☑
IRID	IS-SKIN (4)
ICOMP	0
SETYP	1
⊟ NonUniformThickness	☐
T1	0.41
NLOC	-1.0
MAREA	0.0
⊟ NegativeIDOF	☐
IDOF	0.0
EDGSET	<Unspecified>

图 5.24　皮肤单元属性定义界面

（3）在"Properties"下拉菜单中单击"IS – SKIN"，进入参数设置界面。

（4）"LSD_NIP"设置为"3"（积分点个数），"ESOP"设置为"0"（积分点等间距选项，0 表示自定义积分点坐标，1 表示积分点等间距），并定义积分点坐标（S）、加权系数（WF）以及各层材料模型（PID），如图 5.25 和图 5.26 所示。

Name	Value
Solver Keyword	*INTEGRATION_SHELL
Name	IS-SKIN
ID	4
Color	■
Include File	[Master Model]
Defined	☑
Card Image	IntShell
⊟ LSD_NIP	3
Data: S, ...	▦
ESOP	0
FAILOPT	0

图 5.25　皮肤积分方式定义界面

	S	WF	PID
1	-0.5121951	0.48780487	Skin-Hypodermis (22)
2	0.46341463	0.48780487	Skin-Demis (21)
3	0.97560975	0.02439024	Skin-Epidermis (20)

图 5.26　皮肤层厚度及材料模型定义界面

第六步：定义材料属性。

（1）进入下拉菜单中的"Tools"→"Create Cards"→"＊MAT"选项，选择材料模型。

（2）建立 8 个＊MAT_VISCOELASTIC 卡片（作为肌肉和内脏器官的材料属性）、1 个＊MAT_ELASTIC_FLUID 卡片（作为血液材料属性）、11 个＊MAT_ELASTIC 卡片（作为皮肤和骨骼的材料属性）和一个＊MAT_NULL 卡片（作为空气域和冲击波生成域的材料属性），将其命名为 Components 中各自所对应的名称。

（3）分别单击"Materials"下拉菜单中的各个卡片，进入材料参数设置界面。

（4）＊MAT_VISCOELASTIC 材料模型中需要定义材料密度（Rho）、体积模量（BULK）、短时剪切模量（G0）、长时剪切模型（GI）和衰减系数（BETA），如图 5.27 所示。

Name	Value
Solver Keyword	*MAT_VISCOELASTIC
Name	Muscle
ID	2
Color	
Include File	[Master Model]
Defined	☑
Card Image	MATL6
User Comments	Do Not Export
Title	☐
Rho	1.12
⊟ negBULKFlag	☐
BULK	0.029
⊟ negG0Flag	☐
G0	2e-006
⊟ negGIFlag	☐
GI	1.95e-006
⊟ negBETAFlag	☐
BETA	0.0001

图 5.27　黏弹性模型材料参数定义界面

（5）＊MAT_ELASTIC_FLUID 材料模型中需要定义材料密度（Rho）、杨氏模量（E）、泊松比（Nu）和体积模型（K），如图 5.28 所示。

Name	Value
Solver Keyword	*MAT_ELASTIC_FLUID
Name	Blood
ID	18
Color	
Include File	[Master Model]
Defined	☑
Card Image	MATL1
User Comments	Do Not Export
Type	Regular
Fluid_Option	☑
Title	☐
Rho	1.06
E	1e-012
Nu	0.5
DA	
DB	
K	2e-005
VC	
CP	

图 5.28　线弹性流体模型材料参数定义界面

（6）＊MAT_ELASTIC 材料模型中需要定义材料密度（Rho）、杨氏模量（E）和泊松比（Nu），如图 5.29 所示。

Name	Value
Solver Keyword	*MAT_ELASTIC
Name	Sternum
ID	11
Color	
Include File	[Master Model]
Defined	☑
Card Image	MATL1
User Comments	Do Not Export
Type	Regular
Fluid_Option	☐
Title	☐
Rho	1.25
E	0.095
Nu	0.25
DA	
DB	
K	

图 5.29　线弹性模型材料参数定义界面

（7）＊MAT_NULL 材料模型中只需要定义材料密度（Rho），如图 5.30 所示。

Name	Value
Solver Keyword	*MAT_NULL
Name	AIR
ID	1
Color	■
Include File	[Master Model]
Defined	☑
Card Image	MATL9
User Comments	Do Not Export
Type	Regular
Title	☐
Rho	0.001293
PC	0.0
MU	0.0
TEROD	0.0
CEROD	0.0
E	0.0
PR	0.0

图 5.30　空气材料参数定义界面

（8）进入下拉菜单中的 "Tools" → "Create Cards" → " ＊EOS" 选项，选择状态方程。

（9）建立 1 个 ＊EOS_LINEAR_POLYNOMIAL 卡片（作为空气域和冲击波生成域的材料属性），将其命名为 "AIR"。

（10）在 "Properties" 下拉菜单中单击 "AIR"，进入参数设置界面。

（11）＊EOS_LINEAR_POLYNOMIAL 状态方程中需要定义状态方程常数（c_0、c_1、c_2、c_3、c_4、c_5、c_6）、初始内能（E0）和初始体积（V0），如图 5.31 所示。

第七步：单元属性和材料属性的赋值。

（1）分别单击 "Components" 下拉菜单中的各个卡片，进入单元属性和材料属性选择界面。

（2）在 "Property" 中选择单元属性， "Materials" 中选择材料模型， "EOSID" 中选择状态方程，如图 5.32 所示。

第八步：定义单元算法 ＊ALE_MULTI_MATERIAL_GROUP。

（1）进入下拉菜单中的 "Tools" → "Create Cards" → " ＊ALE" 选项。

Name	Value
Solver Keyword	*EOS_LINEAR_POLYNOMIAL
Name	AIR
ID	1
Color	▨
Include File	[Master Model]
Defined	☑
Card Image	EOS1
Title	☐
c0	0.0
c1	0.0
c2	0.0
c3	0.0
c4	0.4
c5	0.4
c6	0.0
E0	2.5e-006
V0	1.0

图 5.31　空气状态方程参数定义界面

Name	Value
Solver Keyword	*PART
Name	Muscle
ID	3
Color	▨
Include File	[Master Model]
Card Image	Part
Property	SOLID (2)
Material	Muscle (2)
Options	None
CurveForAdaptivity	☐
PrintOption	☐
EOSID	<Unspecified>
HGID	<Unspecified>
GRAV	0
ADPOPT	0
TMID	<Unspecified>
PartMove	☐
SectID	2
SectionName	SOLID
ELFORM	1
AET	0

图 5.32　单元属性和材料属性赋值界面

（2）建立 2 个 * ALE_MULTI_MATERIAL_GROUP 卡片，分别命名为 AMM1 和 AMM2；

（3）单击"Sets"下拉菜单中的"AMM1"，在"Entity IDs"中选择"AIR1"。

（4）单击"Sets"下拉菜单中的"AMM2"，在"Entity IDs"中选择"AIR2"。

第九步：建立 Part 集。

（1）进入下拉菜单中的"Tools"→"Create Cards"→"∗SET"选项。

（2）建立 4 个 ∗SET_PART_LIST 卡片，分别命名为"FLUID"（流体集，包括空气域和冲击波生成域）、"SOLID"（固体集，包括整个人体模型）、"Human"（除皮肤外的人体模型）和"SKIN"（皮肤模型）。

（3）单击"Sets"下拉菜单中的"FLUID"，在"Entity IDs"中选择"AIR1"和"AIR2"。

（4）单击"Sets"下拉菜单中的"SOLID"，在"Entity IDs"中选择所有人体模型的 Components。

（5）单击"Sets"下拉菜单中的"Human"，在"Entity IDs"中选择除皮肤外的人体模型的 Components。

（6）单击"Sets"下拉菜单中的"SKIN"，在"Entity IDs"中选择皮肤模型的 Components。

第十步：设置接触条件。

（1）进入下拉菜单中的"Tools"→"Create Cards"→"∗CONTACT"选项。

（2）建立 1 个 ∗CONTACT_ERODING_SINGLE_SURFACE（单面侵蚀接触）和 1 个 ∗CONTACT_TIED_SURFACE_TO_SURFACE（面面固连接触）卡片，分别命名为"ERODING"和"TIED"。

（3）进入功能菜单中的 Model 界面。

（4）单击"Groups"下拉菜单中的"ERODING"。

（5）单击"SSID"选择 Sets 集 Human，并进行参数设置，如图 5.33 所示。

图 5.33　单面侵蚀接触参数定义界面

（6）单击"Groups"下拉菜单中的"TIED"。

（7）单击"SSID"选择 Sets 集 SKIN，单击"MSID"选择 Sets 集 HUMAN 并进行参数设置，如图 5.34 所示。

图 5.34　面面固连接触参数定义界面

第十一步：定义流固耦合。

（1）进入下拉菜单中的"Tools"→"Create Cards"→"＊CONSTRAINED"选项。

（2）建立＊CONSTRAINED_LAGRANGE_IN_SOLID 卡片，命名为"CLIS"。

（3）进入功能菜单中的 Model 界面。

（4）单击"Groups"下拉菜单中的"CLIS"。

（5）单击"MSID"选择 Sets 集 FLUID，单击"SSID"选择 Sets 集 SOLID，并进行参数设置，如图 5.35 所示。

图 5.35　流固耦合参数定义界面

第十二步：定义 Segment 卡片。

（1）进入下拉菜单中的"Tools"→"Create Cards"→"＊SET"选项。

（2）建立 2 个＊SET_SEGMENT 卡片，分别命名为"CS1"（用于放置爆炸载荷面）和"CS2"（用于放置非反射边界面）。

（3）进入功能菜单中的 Model 界面。

（4）单击"Contact Surfaces"下拉菜单中的"CS1"。

（5）在弹出的对话框中单击"Elements"。

（6）单击左上方按钮 ▼ ，切换为 add solid faces。

（7）选择冲击波生成域的外边界面，如图 5.36 所示。

图 5.36　爆炸载荷面的选取

（8）单击"Return"按钮返回主界面。

（9）单击"Contact Surfaces"下拉菜单中的"CS2"，按照上述步骤
（5）、（6）选择空气域的外边界面，如图 5.37 所示。

图 5.37　非反射边界面的选取

（10）单击"Return"按钮返回主界面。

第十三步：对应边界条件。

（1）进入下拉菜单中的"Tools"→"Create Cards"→"＊BOUNDARY"
选项。

（2）建立 1 个 ＊BOUNDARY＿NON＿REFLECTING 卡片，命名为

"BNR"。

（3）进入功能菜单中的 Model 界面。

（4）单击"Load Collectors"下拉菜单中的"BNR"。

（5）在弹出的对话框中将"Set Segment Type"设置为"Set Segment"。

（6）单击"SSID"选择"CS2"，如图 5.38 所示。

Name	Value
Solver Keyword	*BOUNDARY_NON_REFLECTING
Name	BNR
ID	1
Color	■
Include File	[Master Model]
Card Image	BoundNonReflect
2D_option	☐
⊟ Set Segment Type	Set Segment
SSID	CS2 (2)
AD	0.0
AS	0.0

图 5.38　非反射边界定义界面

第十四步：设置求解时间和时间步长。

（1）进入下拉菜单中的"Tools"→"Create Cards"→"∗CONTROL"选项。

（2）建立 ∗CONTROL_TERMINATION 卡片和 ∗CONTROL_TIMESTEP 卡片。

（3）在 ∗CONTROL_TERMINATION 卡片的"ENDTIM"选项中设置求解时间为 2 660 μs，如图 5.39 所示。

Name	Value
Solver Keyword	*CONTROL_TERMINATION
Include File	[Master Model]
Name	Termin
Status	☑
ENDTIM	2660.0
ENDCYC	0
DTMIN	0.0
ENDENG	0.0
ENDMAS	0.0
NOSOL	

图 5.39　求解时间设置界面

（4）在 ∗CONTROL_TIMESTEP 卡片的"TSSFAC"选项中设置时间步长为 0.9，如图 5.40 所示。

Name	Value
Solver Keyword	*CONTROL_TIMESTEP
Include File	[Master Model]
Name	TimeStep
Status	☑
DTINIT	0.0
TSSFAC	0.9
ISDO	0
TSLIMT	0.0
DT2MS	0.0
LCTM	<Unspecified>
ERODE	0
MS1ST	0
⊟ AdditionalCards	☑
DT2MSF	0.0
DT2MSLC	<Unspecified>
⊟ Selective Mass scaling (IMSCL) options	None
IMSCL	0
RMSCL	0.0

图 5.40　时间步长设置界面

第十五步：设置 ALE 算法控制。

（1）进入下拉菜单中的"Tools"→"Create Cards"→"∗CONTROL"选项。

（2）建立 ∗CONTROL_ALE 卡片。

（3）在 ∗CONTROL_ALE 卡片中进行参数设置，其中，参数"PREF"必须设置为 1e−6 Mbar（100 kPa）。

第十六步：设置 SOLID 和 SHELL 单元的计算控制。

（1）进入下拉菜单中的"Tools"→"Create Cards"→"∗CONTROL"选项。

（2）建立 ∗CONTROL_SOLID 和 ∗CONTROL_SHELL 卡片。

（3）∗CONTROL_SOLID 卡片用于控制 SOLID 单元，参数设置为缺省值。

（4）∗CONTROL_SHELL 卡片用于控制 SHELL 单元，参数设置为缺省值，其中"THEORY"必须设置为"2"，表示 SHELL 为 Belytschko − Tsay 单元。

第十七步：设置输出类型和时间间隔。

（1）进入下拉菜单中的"Tools"→"Create Cards"→"∗DATABASE"选项。

（2）建立 ∗DATABASE_BINARY_BLSTFOR、∗DATABASE_BINARY_D3 PLOT 和 ∗DATABASE_BINARY_D3THDT 卡片。

（3）∗DATABASE_BINARY_BLSTFOR 卡片用于输出爆炸压力，数据输出时间间隔"DT"定义为 2 μs。

（4）＊DATABASE_BINARY_D3PLOT 卡片用于输出 d3plot 文件，数据输出时间间隔"DT"定义为 2 μs。

（5）＊DATABASE_BINARY_D3THDT 卡片用于输出单元和节点的数据，数据输出时间间隔"DT"定义为 2 μs。

第十八步：输出计算 K 文件。

（1）在用户界面顶栏单击"Export"。

（2）选择"Import Solver Desk"，将"File type"设置为"LsDyna"，"Template"设置为"Keyword971_R8.0"，单击 Files 选择导出路径并命名导出 K 文件"BLAST"，"Export"设置为"All"，最后单击"Export"按钮导出 K 文件，如图 5.41 所示。

图 5.41　K 文件导出界面

第十九步：在 K 文件中定义爆炸载荷及加载方式。

由于 HyperMesh 中没有定义爆炸载荷及加载方式的关键字，故只能在 K 文件中添加。

（1）添加 * LOAD_BLAST_ENHANCED 关键字用于定义爆炸载荷，如图 5.42 所示。

```
*LOAD BLAST ENHANCED
$#       bid        m       xbo        ybo        zbo        tbo      unit     blast
          1    500.0       0.0     -71.85        0.0     -340.0         4         2
$#       cfm      cfl       cft        cfp      nidbo      death    negphs
          0.0                                      01.00000E20
```

图 5.42　爆炸载荷参数的定义

图中，"bid" 为爆源编号；"m" 为等效 TNT 当量；"xbo" "ybo" "zbo" 为 TNT 装药中心点的 x、y、z 坐标；"tbo" 为起爆时间；"unit" 为单位制，4（centimeters，grams，microseconds，Megabars），不同数字代表不同的协调单位；"blast" 为爆炸类型，2（球形装药在空气中的爆炸，与地面的相互作用后没有对初始冲击波产生放大效应），不同数字代表不同的爆炸类型。

（2）添加 * LOAD_BLAST_SEGMENT_SET 关键字用于定义爆炸载荷的加载，如图 5.43 所示。

```
*LOAD_BLAST_SEGMENT_SET
$#       bid      ssid     alepid      sfnrb     scalep
          1         1          2        0.0        1.0
```

图 5.43　爆炸载荷加载的定义

图中，"bid" 为 * LOAD_BLAST_ENHANCED 关键字的编号；"ssid" 为 * SET_SEGMENT（CS1）关键字的编号；"alepid" 为 * ALE_MULTI － MATERIAL_GROUP（AMM2）关键字的编号。

5.4.3　基于 ANSYS/LS － DYNA 软件进行计算求解

第一步：启动 ANSYS/LS － DYNA 程序。

在 ANSYS 软件中启动 ANSYS Mechanical APDL Product Launcher 程序。

第二步：设置求解器和求解参数。

（1）"Simulation Environment" 设置为 "LS － DYNA Solver"，"License" 设置为 "ANSYS LS － DYNA"，"Analysis Type" 设置为 "Typical LS － DYNA Analysis"。

（2）在"File Management"下拉菜单中设置计算路径（Working Directory）和计算文件（Keyword Input File），如图 5.44 所示。

图 5.44　计算路径和计算文件设置界面

（3）在"Customization Preferences"下拉菜单中设置存储字节（Memory）和求解 CPU 数量（Number of CPUS），如图 5.45 所示。

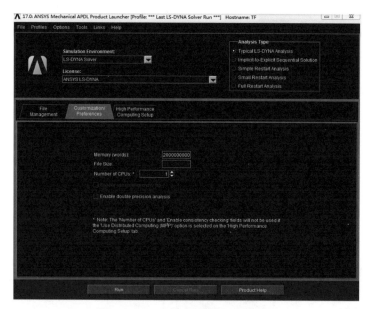

图 5.45　K 文件求解参数设置界面

第三步：启动和终止计算。

（1）单击"Run"按钮启动计算，计算求解可以显示爆炸冲击波到达目标的时间（Blast wave reaches structure at ……）以及预计计算时长，如图 5.46 所示。

图 5.46　计算进度显示界面

（2）求解中可以采用重启动计算，其输入方式为：先按"Ctrl"+"C"组合键中止计算；然后输入"SW＊"进行重启动操作。

SW1：停止计算并输出重启动文件 d3dump；

SW2：重新预估计算时间并继续计算；

SW3：输出重启动文件并继续计算；

SW4：输出一个后处理步文件并继续计算。

（3）显示"Normal termination"即表示计算正常结束，可以关闭该窗口，如图 5.47 所示。

图 5.47　计算完成界面

5.4.4　基于 LS - PrePost 软件进行后处理

第一步：启动 LS - PrePost 软件。

第二步：显示 blastfor 文件的计算结果。

（1）用 LS - PrePost 软件打开 blastfor 计算文件。

（2）在图形绘制区域单击 POST 按钮 。

（3）在弹出的对话框中单击 Fringe Component 按钮 ，弹出如图 5.48 所示界面。

（4）单击"Segment"中的选项，可以显示冲击波生成域外边界面（爆炸载荷面）的压力等云图，如图 5.49 所示。

（5）返回步骤（2），在弹出的对话框中单击 History 按钮 ，弹出如图 5.50 所示界面。

图 5.48　Fringe Component 界面

图 5.49　压力云图显示界面

图 5.50 History 界面

第 6 章

冲击波对人体损伤

冲击波对人体的损伤主要集中于含气器官，其中以肺损伤最为严重。本章主要研究基于 ANSYS/LS – DYNA 有限元分析软件，采用 LBE（Load_ Blast_Enhanced）和 ALE（Arbitrary Lagrange – Euler）耦合法模拟爆炸产生的冲击波对人体躯干的直接损伤。

冲击波对人体躯干损伤（直接损伤）的研究内容包括：冲击波损伤模型的建立及验证；冲击波特征参数的分析与理论公式的推导；冲击波超压和冲量对人体躯干损伤程度的影响；冲击波的直接损伤机理及人体躯干组织器官的力学响应；人体损伤概率的比较以及冲击波损伤准则的分析和提出。

6.1 冲击波损伤模型

6.1.1 冲击波损伤模型的建立

利用 ANSYS/LS – DYNA 模拟爆炸冲击波对目标的作用过程，常用的数值模拟方法有 4 种。

1. ALE 方法

ALE 方法是爆炸冲击领域中最传统的模拟方法，应用范围非常广泛。它是利用炸药起爆获得爆炸冲击波，通过炸药、空气与目标之间的流固耦合作用实现爆炸冲击波对目标的毁伤过程，需要建立炸药（流体）、空气（流体）和目标（固体）网格模型，其中，炸药的定义方式有：①分别建立炸药与空气网格模型，并对炸药与空气网格进行共节点连接，但网格划分时需要进行几何切割，因此该方法较为复杂、建模效率低；②只建立空气网格模型，利用 * INITIAL_VOLUME_FRACTION_GEOMETRY 关键字将炸药填充到空气网格模型中（需定义炸药形状和尺寸），建模简单、效率高。总的来说，ALE 方法可以模拟任何类型的爆炸问题，但计算效率低、计算精度差。

2. S – ALE 方法

S – ALE（Structured ALE）是由 ALE 改进得到的，该方法不需要建立炸药和空气网格模型，而是基于 * ALE_STRUCTURED_MESH_CONTROL_POINTS 和 * ALE_STRUCTURED_MESH（需定义空气域的大小和网格数量）关键字自动生成空气域网格模型，并利用 * INITIAL_VOLUME_FRACTION_GEOMETRY 关键字将炸药填充到空气网格模型中。相对于 ALE 方法，该方法建模简单、运行速度快、占用内存少、计算稳定，但空气域只能是立方体。

3. LBE 方法

LBE 方法是通过 * LOAD_BLAST_ENHANCED 关键字设置球形 TNT 装药质量和中心点坐标来获得爆炸冲击波，然后利用 * LOAD_BLAST_SEGMENT_SET 关键字将爆炸冲击波载荷加载到目标迎爆面（目标正对爆源的面），从而实现爆炸冲击波对目标的毁伤过程。该方法只需建立目标网格模型，而不用建立炸药和空气网格模型，故该方法建模速度快、计算精度好、计算效率高，但无法模拟冲击波在空气中的传播过程，也不能进行流固耦合分析。

4. Friedlander 方法

Friedlander 方法适用于模拟平面冲击波，该方法需建立冲击波生成域、空气域和目标网格模型。利用 Friedlander 方法模拟冲击波需要预先设定冲击波超压峰值和正压持续时间，并将其代入式（2.1）中得到 Friedlander 冲击波压力（p）-时间（t）曲线，然后由公式 $E = 2.5p + 0.25$（p 和 E 的单位均为 MPa）将冲击波压力（p）-时间（t）曲线转换为内能（E）-时间（t）曲线，最后利用 * BOUNDARY_AMBIENT_EOS 关键字将内能（E）-时间（t）曲线和相对体积（V）-时间（t）曲线（$V = 1$）加载到冲击波生成域，即可在空气域中获得所需的冲击波。虽然 Friedlander 方法可以模拟任意超压和正压持续时间的平面冲击波，但冲击波从生成域向空气域传播以及在空气域中传播时会有能量损失，因此，冲击波的加载能量必须高于预设冲击波能量，从而确保作用于目标的入射冲击波是准确的。同时，还需要设置特定的边界条件保证冲击波能够在空气域中稳定传播。

综合 LBE 法（计算效率高）和 ALE 法（能流固耦合）的优点，采用 LBE 与 ALE 耦合方法（LBE - ALE）模拟 TNT 炸药爆炸产生的冲击波对人体躯干的作用过程。只需建立人体躯干模型，并定义包围人体躯干模型的部分空气域、冲击波生成域。爆炸载荷由关键字 * LOAD _ BLAST _ ENHANCED 定义，需要设置 TNT 当量和中心点坐标，然后通过 * LOAD_ SEGMENT_SET 将爆炸载荷加载到冲击波生成域正对爆源的面。但该方法只适用于比例距离为 0.147 m/kg$^{-1/3}$ < Z < 40 m/kg$^{-1/3}$ 的情况。

LBE 法爆炸载荷计算公式为

$$p(t) = p_r(t)\cos^2\theta + p_i(t)(1 + \cos\theta - 2\cos^2\theta) \tag{6.1}$$

式中，θ 为面板上点相对于炸点形成的入射角度；$p_i(t)$ 为入射压力；$p_r(t)$ 为反射压力。

冲击波损伤模型由冲击波生成域、空气域和人体躯干三部分组成，以 cm - g - μs 单位制建立有限元分析模型，如图 6.1 所示。空气域长宽高为 60 cm × 60 cm × 80 cm，其中，冲击波生成域厚度为 1 cm，距人体躯干 5 cm，将空气域的外边界设置为非反射边界以模拟无限大空气域，冲击波生成域和空气域采用 ALE 算法并划分为六面体单元，网格尺寸为 1 cm。为模拟冲击波对人体躯干的损伤过程，冲击波生成域、空气域与人体躯干之间用 * CONSTRAINED_LAGRANGE_IN_SOLID 关键字进行流固耦合设置。

图 6.1　冲击波损伤模型

冲击波生成域和空气域采用空材料模型 *MAT_NULL 和线性多项式状态方程 *EOS_LINEAR_POLYNOMIAL，材料参数如表 6.1 所示。线性多项式状态方程为

$$p = C_0 + C_1\mu + C_2\mu^2 + C_3\mu^3 + (C_4 + C_5\mu + C_6\mu^2)E \qquad (6.2)$$

式中，$\mu = 1/V - 1$；V 为空气的相对体积；E 为空气的内能。

表 6.1　空气的材料参数

密度 $\rho_0/$ ($kg \cdot cm^{-3}$)	状态方程常数							初始内能 E_0/MPa	初始相对体积 V_0
	C_0 /MPa	C_1	C_2	C_3	C_4	C_5	C_6		
1.29	0.0	0.0	0.0	0.0	0.4	0.4	0.0	0.25	1.0

6.1.2　冲击波损伤模型的验证

为验证冲击波损伤模型的准确性，基于 Neuberger 等的球形装药爆炸作用下圆形钢板的变形实验和 ALE 方法的数值模拟结果，采用 LBE 法和 LBE – ALE 耦合法进行相同工况的数值模拟。钢板划分为 SHELL 单元，采用 *MAT_JOHNSON_COOK 材料模型和 *EOS_GRUNEISEN 状态方程，材料参数如表 6.2 所示。通过数值模拟得到圆形钢板中心点的变形情况，如表 6.3 所示。将钢板最大变形量的模拟值与实验值进行比较（见图 6.2），可以发现 LBE – ALE 值与实验值、ALE 值和 LBE 值吻合较好，最大相对误差分别为 4.26%、5.52% 和 7.57%，因此，LBE – ALE 方法可用于后续的冲击波损伤研究。

表 6.2　钢板的材料参数

密度 $\rho/$ ($g \cdot cm^{-3}$)	杨氏模量 E/GPa	泊松比 ν	屈服应力 A/MPa	应变硬化系数 B/MPa	应变硬化指数 N	应变率系数 C	温度相关系数 M
7.80	210	0.28	950	560	0.26	0.014	1.03

表 6.3　钢板最大变形量的实验值与模拟值

工况编号	钢板厚度/m	钢板直径/m	TNT 药量/kg	爆距/m	钢板最大变形量/cm			
					实验值	ALE	LBE	LBE－ALE
No. 1	0.02	1.00	3.75	0.20	5.40	5.24	5.25	5.17
No. 2	0.01	0.50	0.468	0.10	2.60	2.59	2.51	2.70
No. 3	0.02	1.00	8.75	0.20	10.70	10.48	10.28	10.65
No. 4	0.02	1.00	8.75	0.13	16.50	16.30	16.30	17.20

图 6.2　数值模拟与 Neuberger 实验结果的比较

6.2　冲击波超压和冲量对人体躯干损伤程度的影响

在冲击波的作用下，人体损伤主要取决于冲击波超压、冲量、正压持续时间和作用方向。根据 Bowen 损伤曲线可知，当人体躯干长轴方向与冲击波传播方向垂直（人体躯干受正面压力）时，人体损伤是最严重的，因此，主要考虑人体躯干受冲击波正面压力作用时，冲击波超压和冲量对其损伤程度的影响。通过模拟冲击波对人体躯干的损伤过程，获得人体躯干组织器官的力学响应，以及冲击波超压和冲量对人体躯干损伤程度的影响规律。同时，基于冲击波损伤准则判定人体躯干的损伤情况，对比不同冲击波损伤准则下人体躯干的损伤程度。

6.2.1 不同药量爆源的冲击波超压计算工况

为研究人体躯干在不同爆炸载荷下的力学响应，球形 TNT 装药位于人体躯干中心点（心脏附近）正前方，选用 4 种 TNT 药量（$W = 0.005$ kg、0.05 kg、0.5 kg、4.0 kg）进行数值模拟。通过改变人体躯干与爆源之间的距离（爆距），在每个 TNT 药量下确定 8 个冲击波压力值（$p = 1\,000$ kPa、800 kPa、600 kPa、400 kPa、300 kPa、200 kPa、100 kPa、50 kPa），并将其分成对应的 8 个计算工况（No. 1 ~ No. 8），共 32 个工况，如表 6.4 所示。对于所有计算工况，爆距 R 在 $0.165\,8 \sim 5.986\,0$ m 范围内，比例距离 Z 在 $0.964\,4 \sim 3.7\,785$ m · kg$^{-1/3}$ 范围内，满足 LBE – ALE 方法的适用条件。

表 6.4 冲击波损伤的计算工况

第一组	0.005 kg TNT							
模拟编号	No. 1	No. 2	No. 3	No. 4	No. 5	No. 6	No. 7	No. 8
爆距/m	0.165 8	0.180 8	0.208 5	0.244 5	0.277 8	0.335 3	0.457 8	0.636 2
第二组	0.05 kg TNT							
模拟编号	No. 1	No. 2	No. 3	No. 4	No. 5	No. 6	No. 7	No. 8
爆距/m	0.355 3	0.393 1	0.447 1	0.531 8	0.604 5	0.720 6	0.987 6	1.392 0
第三组	0.5 kg TNT							
模拟编号	No. 1	No. 2	No. 3	No. 4	No. 5	No. 6	No. 7	No. 8
爆距/m	0.768 5	0.849 6	0.960 8	1.145 3	1.304 0	1.555 0	2.105 0	2.998 0
第四组	4.0 kg TNT							
模拟编号	No. 1	No. 2	No. 3	No. 4	No. 5	No. 6	No. 7	No. 8
爆距/m	1.539 8	1.699 8	1.928 5	2.303 0	2.612 5	3.126 0	4.284 0	5.986 0

6.2.2 入射冲击波特征参数

如果用基于冲击波特征参数得到的损伤准则来评价冲击波对人体躯干

的损伤情况，就需要获得人体躯干表面空气单元的入射冲击波特征参数。因此，当研究入射冲击波特征参数时，空气域和人体躯干之间不进行流固耦合（即冲击波不会受到人体躯干的反射），从而获得距 TNT 装药最近的人体躯干表面的空气单元的压力和冲量曲线，并将其作为评价冲击波对人体损伤的入射压力和入射冲量。图 6.3 和图 6.4 分别显示出不同 TNT 装药质量下冲击波压力及冲量变化曲线，图 6.5 显示出冲击波在空气中传播的平均速度随比例距离的变化曲线。

图 6.3　入射冲击波压力变化曲线

（a）0.005 kg TNT；（b）0.05 kg TNT

图 6.3　入射冲击波压力变化曲线（续）

（c）0.5 kg TNT；（d）4.0 kg TNT

根据图 6.3 所示的入射冲击波压力变化曲线，可以看出由数值模拟获得的不同 TNT 药量下的冲击波超压峰值基本保持一致，但正压持续时间不同。冲击波超压峰值范围为 50.90 ~ 1 000.68 kPa、正压持续时间范围为 0.30 ~ 4.72 ms。

图 6.4 入射冲击波冲量变化曲线

（a）0.005 kg TNT；（b）0.05 kg TNT；（c）0.5 kg TNT

图6.4　入射冲击波冲量变化曲线（续）

（d）4.0 kg TNT

　　根据图6.4所示的入射冲击波冲量变化曲线，可以看出由数值模拟获得的不同TNT药量下的冲击波冲量峰值（范围为9.18～285.81 kPa·ms）明显不同，主要是受正压持续时间的影响。同时，可以发现高压对应的冲量曲线呈现出先上升后稳定的变化趋势，而低压对应的冲量曲线呈现出先上升再下降，最后保持稳定的变化趋势，这种差异性是由冲击波负压引起的。随着比例距离的增大，冲击波超压峰值越小，曲线的负压特征越明显。

图6.5　不同TNT药量下的冲击波平均速度

根据图 6.5 所示的不同 TNT 药量下的冲击波平均速度，可以发现比例距离一定时，不同 TNT 药量下的冲击波平均速度基本相同，均在 644.46 ~ 1 931.29 m/s 范围内。

通过以下理论计算公式对数值模拟获得的冲击波超压值和冲量值进行验证。

Sadovskyi 超压值理论计算公式：

$$p_1 = 985.58 \left(\frac{W^{\frac{1}{3}}}{R}\right)^{2.49} = \begin{cases} \dfrac{1070}{Z} - 1000, & Z \leqslant 1 \\[3mm] \dfrac{76}{Z} + \dfrac{255}{Z^2} + \dfrac{650}{Z^3}, & 1 \leqslant Z \leqslant 15 \end{cases} \qquad (6.3)$$

正压区比冲量理论计算公式：

$$I_1 = \frac{c}{Z}\sqrt[3]{W} = c\left(\frac{W^{\frac{2}{3}}}{R}\right) = \frac{c}{X} \qquad (6.4)$$

式中，下标 1 表示理论值；$Z = R/W^{1/3}$ 为比例距离；$X = R/W^{2/3}$；R 为测点与爆心之间的距离，m；W 为等效 TNT 当量，kg；p_1 为冲击波超压峰值，kPa；I_1 为正压区比冲量，kPa·ms；$c = 196 \sim 245$。

图 6.6 为冲击波超压及冲量的理论值与模拟值的比较。通过对比分析得到模拟值与理论值吻合较好，冲击波压力和冲量的相对误差分别在 3.2% ~ 8.4% 和 3.3% ~ 9.8% 范围内，因此，采用 LBE – ALE 方法得到的爆炸冲击波参数是合理的。

图 6.6　冲击波特征参数理论值与模拟值的比较

（a）冲击波超压

图 6.6　冲击波特征参数理论值与模拟值的比较（续）

（b）冲击波冲量

对数值模拟获得的冲击波超压、冲量和平均速度进行数据拟合，得到比例距离为 $0.964\,4\ \text{m}\cdot\text{kg}^{-1/3}<Z<3.778\,5\ \text{m}\cdot\text{kg}^{-1/3}$ 时，爆炸冲击波特征参数的计算公式：

$$p_2 = 928.01\left(\frac{W^{\frac{1}{3}}}{R}\right)^{2.26} = \frac{928.01}{Z^{2.26}} \tag{6.5}$$

$$I_2 = 177.24\left(\frac{W^{\frac{2}{3}}}{R}\right) = 177.24\frac{\sqrt[3]{W}}{Z} \tag{6.6}$$

$$D_2 = 1\,864.84\left(\frac{W^{\frac{1}{3}}}{R}\right)^{0.84} = \frac{1\,864.84}{Z^{0.84}} \tag{6.7}$$

式中，下标 2 表示模拟值；p_2 为冲击波超压峰值，kPa；I_2 为冲击波冲量，kPa·ms；D_2 为冲击波在空气中的平均传播速度，m/s。

根据式（6.5）～式（6.7）和图 6.5 可以得到：冲击波超压峰值和平均速度只取决于比例距离，并随比例距离的增大而减小。冲击波平均速度越大，则冲击波压力上升时间越小，因此，冲击波压力上升时间也只由比例距离唯一决定，并随比例距离的增大而增大。冲击波冲量峰值由比例距离和 TNT 装药质量共同决定，并随比例距离的增大而减小，但比例距离一定时，冲击波冲量峰值随 TNT 药量的增大而增大。

6.2.3　冲击波压力场分布

图 6.7 显示了 0.5 kg TNT – No.1 计算工况下人体躯干表面的冲击波压力场分布。冲击波载荷在 0.398 ms 时首先作用于人体躯干距爆源最近的部位，并且该部位所受的冲击波压力最大，压力峰值为 1 000 kPa，随后冲击波压力以该部位为中心点不断向外衰减。因此，整个人体躯干均会受到冲击波的作用，但不会同时受到同等载荷的冲击波作用，其原因为：①球形 TNT 装药产生的冲击波波阵面并非平面而是球形；②人体躯干各部位与爆源的距离各不相同。这就反映出冲击波是以波阵面的形式作用于人体躯干的，其作用面积较大，因此，冲击波对整个人体躯干均具有明显的损伤效应。

图 6.7　不同时刻人体躯干表面入射冲击波压力分布（0.5 kg TNT – No.1）

冲击波作用于人体躯干（障碍物）时，会在人体躯干周围（左侧、右侧、顶端、低端）形成绕流现象，如图 6.8 所示。当绕流绕到人体躯干后方继续运动时，就会发生相互碰撞现象，从而造成碰撞区（人体躯干后方）压力的骤然升高。

空气域尺寸会影响冲击波的绕流，因而也会影响到人体躯干的力学响应。如果要全面准确地反映冲击波对人体躯干的损伤情况，就必须建立大尺寸空气域以减小冲击波绕流对人体躯干力学响应的影响，但空气域尺寸的增大又会导致冲击波损伤模型计算时间的增加。如果采用 2 个 CPU 进行求解，且求解时间（计算终止时间）为 1 ms 时，则空气域尺寸为 60 cm × 60 cm × 80 cm 的冲击波损伤模型的计算时间约 7 h，空气域尺寸为 100 cm ×

图 6.8　冲击波在人体躯干周围的绕流现象

80 cm × 120 cm 的冲击波损伤模型的计算时间约 11 h，空气域尺寸为 150 cm × 150 cm × 150 cm 的冲击波损伤模型的计算时间约 27 h。对于冲击波正压持续时间较短的冲击波损伤模型，其求解时间较短，故采用大尺寸空气域进行求解的计算时间是可以接受的；而对于冲击波正压持续时间较长的冲击波损伤模型，需要设置较长的求解时间，采用大尺寸空气域进行求解，必然会花费大量的计算时间，如 4 kg – No. 8 计算工况，其求解时间为 30 ms，计算时间约 810 h（约 34 天），这显然是不可接受的。因此，为减小空气域尺寸对冲击波绕流的影响和冲击波损伤模型的计算时间，对于计算成本与计算精度之间的矛盾，可以选择一个合适尺寸的空气域进行求解，从而达到所需计算精度。

　　采用长宽高为 60 cm × 60 cm × 80 cm 空气域进行冲击波损伤的研究，

最长计算时间约 210 h（约 9 天），该计算时间是可以接受的。为验证该空气域尺寸的合理性，对以上三种空气域尺寸对冲击波绕流和人体躯干力学响应的影响程度进行分析。通过对比肋软骨的最大速度，得出空气域尺寸对人体躯干力学响应参数的影响范围在 3% 内，故认为采用的空气域尺寸是合理的。根据冲击波对人体的损伤形式也可以发现：在正面冲击波的作用下，人体躯干前部受到的压力和冲量最大，组织器官前部（朝向爆源部分）的损伤最为严重，力学响应参数最大。同时，人体躯干组织器官力学响应参数监测点位于组织器官前部，而冲击波绕流主要影响人体躯干后部，因此，冲击波绕流对本书监测的组织器官力学响应参数的影响是有限的，并且对人体躯干损伤的影响也是非常有限的。

6.3　人体躯干组织器官的力学响应

当研究冲击波作用下人体躯干组织器官的力学响应时，空气域和人体躯干之间必须进行流固耦合（即冲击波会有反射、透射和绕射现象）。由于冲击波对人体躯干损伤的评价只会用到入射冲击波特征参数，考虑反射冲击波、透射冲击波（渗透到人体躯干组织器官中的冲击波）和绕射冲击波（人体躯干周围的冲击波）的特征参数没有太大的意义，这里不做这部分研究。

以组织器官最大应力为应力测量点，选取第 5 根胸骨、肋骨和肋软骨前表面中心位置为速度测量点。由于肋软骨位于两叶肺脏的正前方，在冲击波的作用下，肋软骨会对肺脏产生正面的压缩作用，故本书将肋软骨速度作为胸壁运动速度，以评价冲击波对肺脏的损伤。

图 6.9 显示了 TNT 药量为 0.005 kg、爆距为 0.165 8 ~ 0.636 2 m、入射冲击波压力为 52.14 ~ 997.52 kPa、入射冲击波冲量为 9.18 ~ 31.55 kPa·ms 时，人体躯干组织器官的力学响应曲线。

图 6.10 显示了 TNT 药量为 0.05 kg、爆距为 0.355 3 ~ 1.392 0 m、入射冲击波压力为 50.90 ~ 1 000.51 kPa、入射冲击波冲量为 19.15 ~ 66.48 kPa·ms 时，人体躯干组织器官的力学响应曲线。

图 6.9　0.005 kg TNT 下的组织器官力学响应

（a）肝脏的 Mises 应力随时间的变化；（b）心脏的 Mises 应力随时间的变化；（c）肺脏的

Mises 应力随时间的变化；（d）胸骨的 Mises 应力随时间的变化；

（e）肋骨的 Mises 应力随时间的变化；（f）肋软骨的 Mises 应力随时间的变化

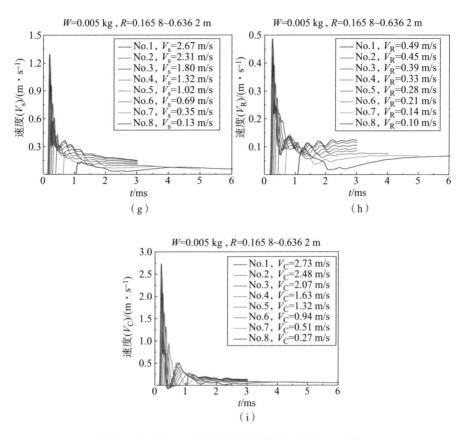

图 6.9　0.005 kg TNT 下的组织器官力学响应（续）

（g）胸骨速度随时间的变化；（h）肋骨速度随时间的变化；（i）肋软骨速度随时间的变化

图 6.10　0.05 kg TNT 下的组织器官力学响应

（a）肝脏应力；（b）心脏应力

图 6.10 0.05 kg TNT 下的组织器官力学响应（续）

（c）肺脏应力随时间的变化；（d）胸骨应力随时间的变化；（e）肋骨应力随时间的变化；

（f）肋软骨应力随时间的变化；（g）胸骨速度随时间的变化；（h）肋骨速度随时间的变化

图 6.10　0.05 kg TNT 下的组织器官力学响应（续）

（i）肋软骨速度随时间的变化

　　图 6.11 显示了 TNT 药量为 0.5 kg、爆距为 0.768 5 ~ 2.998 0 m、入射冲击波压力为 51.73 ~ 1 000.68 kPa、入射冲击波冲量为 41.93 ~ 143.01 kPa·ms 时，人体躯干组织器官的力学响应曲线。

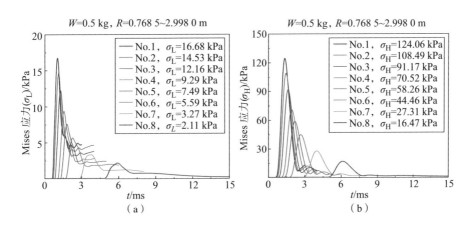

图 6.11　0.5 kg TNT 下的组织器官力学响应

（a）肝脏应力随时间的变化；（b）心脏应力随时间的变化

图 6.11　0.5 kg TNT 下的组织器官力学响应（续）

（c）肺脏应力随时间的变化；（d）胸骨应力随时间的变化；（e）肋骨应力随时间的变化；

（f）肋软骨应力随时间的变化；（g）胸骨速度随时间的变化；（h）肋骨速度随时间的变化

图 6.11　0.5 kg TNT 下的组织器官力学响应（续）
（i）肋软骨速度随时间的变化

图 6.12 显示了 TNT 药量为 4.0 kg、爆距为 1.539 8 ~ 5.986 0 m、入射冲击波压力为 51.02 ~ 999.63 kPa、入射冲击波冲量为 82.47 ~ 285.81 kPa·ms时，人体躯干组织器官的力学响应曲线。

图 6.12　4.0 kg TNT 下的组织器官力学响应
（a）肝脏应力随时间的变化；（b）心脏应力随时间的变化；
（c）肺脏应力随时间的变化；（d）胸骨应力随时间的变化

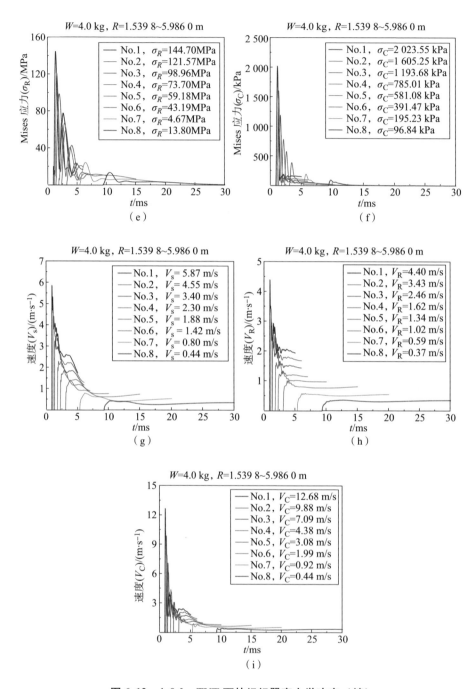

图 6.12　4.0 kg TNT 下的组织器官力学响应（续）

（e）肋骨应力随时间的变化；（f）肋软骨应力随时间的变化；（g）胸骨速度随时间的变化；

（h）肋骨速度随时间的变化；（i）肋软骨速度随时间的变化

　　人体躯干组织器官的力学响应会受其力学性能、组织结构和空间位置的影响。由图 6.9 可知，在不同的冲击波压力下，不同组织器官的应力峰值、最大速度均存在差异性，并且应力峰值、最大速度出现的时间也不同，如冲击波压力峰值为 1 000.68 kPa 和 800.30 kPa 时，心脏应力峰值分别出现在 1.360 ms、1.468 ms 处，为 124.06 kPa、108.49k Pa；肺脏应力峰值分别出现在 0.876 ms、0.946 ms 处，为 45.22 kPa、39.94 kPa；胸骨最大速度分别出现在 0.482 ms、0.566 ms 处，为 4.73 m/s、3.74 m/s；肋软骨最大速度分别出现在 0.492 ms、0.574 ms 处，为 10.34 m/s、8.20 m/s。但应力及速度的变化趋势基本相同，均呈现先迅速增大、后缓慢衰减的趋势。

　　当爆炸冲击波作用到人体躯干后，由于冲击波压力瞬间达到峰值，组织器官的应力及速度会瞬间响应并很快达到峰值，如压力峰值为 1 000.68 kPa 的冲击波在 0.398 ms 时作用于人体躯干，心脏应力响应开始的时间为 0.438 ms，并于 1.358 ms 时达到峰值；肋软骨速度响应开始的时间为 0.398 ms，并于 0.492 ms 时达到峰值。随着冲击波压力的衰减，组织器官的应力和速度也将随之衰减，但由于应力波在人体躯干组织器官中传播时，会受到组织器官的反射作用，尤其是骨骼，从而导致组织器官的应力及速度曲线出现一定程度的波动。同时，根据前面提到的冲击波平均速度和压力上升时间随比例距离的增大而减小，并结合组织器官应力及速度变化曲线，发现随着冲击波超压峰值的减小（比例距离增大），组织器官应力和速度上升时间越长，力学响应速度越缓慢，如冲击波压力峰值为 1 000.68 kPa 和 800.30 kPa 时，冲击波平均速度分别为 1 930.95 m/s、1 770.11 m/s，心脏应力上升时间分别为 0.920 ms、0.950 ms，肋软骨速度上升时间分别为 0.094 ms、0.098 ms。因此，冲击波平均速度和压力上升时间也会影响组织器官的力学响应。

　　图 6.13 和图 6.14 分别显示了组织器官的应力峰值和速度峰值，可以发现应力峰值及速度峰值与比例距离和 TNT 药量存在密切的联系。

　　当 TNT 药量一定时，冲击波超压、组织器官应力峰值和速度峰值均随比例距离的增大而减小；当比例距离一定时，冲击波冲量、组织器官应力峰值和速度峰值均随 TNT 药量的增大而增大。如 TNT 药量为 0.05 kg、爆距为 0.447 1 m 时，得到的冲击波压力、冲量和肋软骨速度分别为 603.36 kPa、54.90 kPa·ms、4.26 m/s；而 TNT 药量为 0.5 kg、爆距为 2.105 0 m 时，

图 6.13 不同 TNT 药量下各组织器官的峰值应力

（a）0.005 kg TNT；（b）0.05 kg TNT；（c）0.5 kg TNT

图 6.13　不同 TNT 药量下各组织器官的峰值应力（续）

（d）4.0 kg TNT

得到的压力、冲量和肋软骨速度分别为 101.99 kPa、56.35 kPa·ms、0.82 m/s。可以看出冲击波冲量基本相同，但冲击波压力相差 6 倍，从而造成肋软骨速度的巨大差异性，故冲击波压力会影响人体躯干的损伤。TNT 药量为 0.005 kg、爆距为 0.165 8 m 时，得到的冲击波压力、冲量和肋软骨速度分别为 997.52 kPa、31.55 kPa·ms、2.73 m/s；而 TNT 药量为 4.0 kg、爆距为 1.539 8 m 时，得到的压力、冲量和肋软骨速度分别为 999.63 kPa、285.81 kPa·ms、16.37 m/s。可以看出冲击波压力基本相同，但冲击波冲量相差 9 倍左右，从而造成肋软骨速度的差异性，故冲击波冲量也会影响人体躯干的损伤。因此，人体躯干的损伤情况是由冲击波压力和冲量共同决定的，而冲击波压力和冲量又是通过正压持续时间 T_+ 联系起来的，即 $I = \int p \mathrm{d}T_+$，故冲击波正压持续时间也是决定人体躯干损伤程度的主要因素。

　　由于组织器官的力学性能、组织结构和空间位置的不同，造成了组织器官的应力和速度峰值的差异性。数值模拟得到所有计算工况下的肝脏、心脏、肺脏、胸骨、肋骨和肋软骨的应力峰值范围分别为 0.61～30.03 kPa、4.16～246.66 kPa、1.75～78.99 kPa、5.02～182.22 MPa、3.55～144.70 MPa、0.04～2.02 MPa，可以看出骨骼的应力要比软组织的应力大一个量级，这是由于骨骼比软组织坚硬，承受了大部分的能量，所以骨骼会对内脏器官起到一定的保护作用。

　　图 6.14 显示了所有计算工况下，肌肉、肝脏、心脏、肺脏、胸骨、肋

骨和肋软骨的最大速度范围分别为 0.06 ~ 2.40 m/s、0.11 ~ 4.61 m/s、0.08 ~ 3.41 m/s、0.07 ~ 3.33 m/s、0.14 ~ 5.14 m/s、0.10 ~ 4.40 m/s、0.27 ~ 12.68 m/s。由于各组织器官运动速度的不同，会导致组织器官产生相对位移，从而造成组织器官接触面上的损伤。在爆炸冲击波的作用下，心脏和肺脏的运动速度相对较小，这就很容易造成组织器官接触面上产生剪切伤、压伤或拉伤。另外，即使某些组织器官的运动速度峰值基本相同，但其力学性能、组织结构和空间位置会影响速度峰值出现的时间，最终导致组织器官速度的不同，从而造成组织器官接触面上的损伤。因此，组织器官运动速度的差异性也是造成人体躯干损伤的重要因素。

图 6.14　不同 TNT 药量下各组织器官的最大速度

（a）0.005 kg TNT；（b）0.05 kg TNT

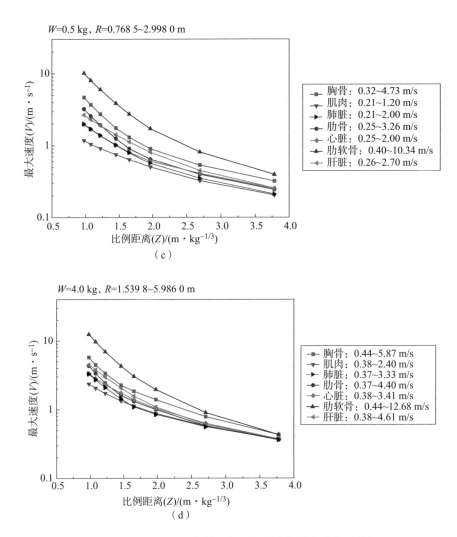

图 6.14　不同 TNT 药量下各组织器官的最大速度（续）

（c）0.5 kg TNT；（d）4.0 kg TNT

6.4　冲击波对人体损伤的评估

根据数值模拟得到的冲击波超压和正压持续时间以及胸壁最大向内运动速度，然后基于超压准则、修正 Bowen 损伤曲线和 Axelsson 损伤模型评

　　价得到的不同爆炸载荷下人体躯干的损伤概率，如图 6.15 所示。

(a)

(b)

图 6.15　不同 TNT 药量下人体躯干的损伤概率

（a）0.005 kg TNT；（b）0.05 kg TNT

图 6.15　不同 TNT 药量下人体躯干的损伤概率（续）

（c）0.5 kg TNT；（d）4.0 kg TNT

通过对比不同损伤准则下人体躯干的损伤概率，发现不同冲击波损伤准则得到的损伤概率均不一样，并且差异性较大，主要原因是不同冲击波损伤准则考虑的参数不同。当冲击波超压一定时，人体躯干损伤概率随冲击波冲量的增大而增大；当冲击波冲量一定时，人体躯干损伤概率也随冲击波超压的增大而增大。如 0.05 kg TNT – No.3 和 0.5 kg TNT – No.7 对应的冲击波冲量值均为 55 kPa·ms 左右，而压力值分别为 603.36 kPa 和 101.99 kPa，由超压准则、修正 Bowen 损伤曲线和 Axelsson 损伤模型得到

0.05 kg TNT – No.3 的损伤概率分别为 50%、1% 和 1%，而 0.5 kg TNT – No.7 的损伤概率分别为 50%、0 和 0，可以看出在冲击波冲量相同而压力不同时，由不同损伤准则得到的损伤概率的差异性较大。0.005 kg TNT – No.1 和 4.0 kg TNT – No.1 对应的冲击波压力值均为 1 000 kPa 左右，而冲量值分别为 31.55 kPa·ms 和 285.81 kPa·ms，0.005 kg TNT – No.1 的损伤概率分别为 50%、0 和 0，而 4.0 kg TNT – No.1 的损伤概率分别为 50%、99% 和 50%，可以发现在冲击波压力相同而冲量不同时，由不同损伤准则得到的损伤概率的差异性也很大。因此，在评价爆炸冲击波对人体躯干的损伤情况时，应该综合考虑冲击波压力和冲量对人体躯干损伤情况的影响。

6.4.1　冲击波超压准则

基于冲击波超压准则，并根据冲击波入射压力峰值得到不同 TNT 药量下人体躯干损伤概率完全一样，但实际损伤并不相同。主要原因是冲击波超压准则只考虑了冲击波超压，而忽略了正压持续时间，同时该准则将压力超过 100 kPa 的冲击波的损伤概率定义为 50%，因此，采用超压准则评价人体躯干的损伤情况，具有一定的局限性。

如果将不同损伤概率对应的冲击波超压值换算成胸壁运动速度，则冲击波超压大于 100 kPa 时，损伤概率在 50% 以上，损伤等级为重伤甚至死亡，对应的胸壁运动速度为 0.51 m/s；而冲击波超压为 50~100 kPa 时，人体躯干损伤概率为 30%，损伤等级为中伤至重伤，对应的胸壁运动速度为 0.27 m/s。

6.4.2　修正 Bowen 损伤曲线

基于修正 Bowen 损伤曲线考虑冲击波入射压力峰值与正压持续时间，得到如图 6.15 所示的不同计算工况所对应的损伤概率。经对比分析得到修正 Bowen 损伤曲线下，人体躯干损伤概率为 99%、90%、50%、10% 和 1% 所对应的胸壁运动速度分别为 10.34 m/s、10.27 m/s、6.65 m/s、5.51 m/s、3.33 m/s。因此，造成人体躯干微伤的胸壁运动速度阈值为 3.33 m/s，轻伤阈值为 5.51 m/s，重伤阈值为 6.65 m/s。

6.4.3　Axelsson 损伤模型

Axelsson 损伤模型体现了损伤效应与 ASII 评分和胸壁最大向内运动速度之间的联系，不仅适用于简单冲击波损伤的评估，也适用于复杂冲击波损伤的评估。从图 6.15 可以看到其是判断最宽松的准则，据报道它最符合实际情况。

6.5　冲击波对人体躯干的损伤机理

图 6.16 显示了 TNT 药量为 0.5 kg、爆距为 0.768 5 m、入射冲击波压力为 1 000.68 kPa、冲量为 143.01 kPa·ms 时，心脏、肺脏、肝脏和骨骼在不同时刻的应力分布。

（a）

图 6.16　不同时刻组织器官应力分布（0.5 kg TNT – No.1）

（a）心脏应力分布

（b）

（c）

图6.16 不同时刻组织器官应力分布（0.5 kg TNT－No.1）（续）

（b）肺脏应力分布；（c）肝脏应力分布

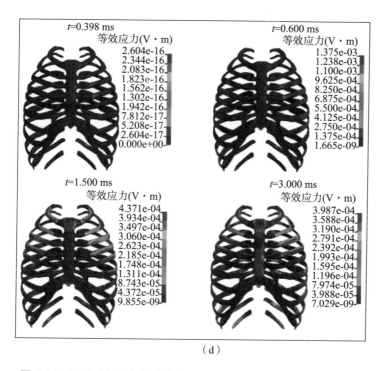

图 6.16 不同时刻组织器官应力分布（0.5 kg TNT – No.1）（续）

（d）骨骼应力分布

冲击波于 0.398 ms 时开始作用于人体躯干，从图 6.16 中观察到骨骼、肝脏、肺脏和心脏应力出现的时间分别为 0.398 ms、0.400 ms、0.404 ms 和 0.430 ms，其力学响应时间具有明显的差异性，并且骨骼应力出现的时间最早，其次是肝脏和肺脏，而心脏最后出现应力。这是因为在冲击波的作用下，距爆源最近的皮肤会首先变形而产生应力波，然后通过肌肉逐渐传播到胸骨、肋骨、肋软骨、肝脏、肺脏和心脏等组织器官，从而造成了组织器官力学响应时间的差异性，也体现了应力波由表及里、由近到远的传播规律。同时，由于肝脏前没有骨骼的保护作用，而肺脏和心脏位于骨骼系统内，且心脏又夹在两叶肺脏之间，故肝脏的应力响应时间早于肺脏，肺脏又早于心脏。

另外，人体躯干正面朝向爆源时，组织器官的前部首先产生应力，然后以应力波的形式依次传播到组织器官内部和后部，并在传播过程中衰减，如心脏前部在 0.430 ms 产生应力，最大应力峰值为 32.79 kPa，而后部在 0.780 ms 时才产生应力，最大应力峰值为 13.22 kPa。由图 6.11 得到心脏、肺脏、肝脏、胸骨、肋骨和肋软骨的应力峰值分别为 124.06 kPa、45.22 kPa、16.68 kPa、123.91 MPa、86.12 MPa 和 1.07 MPa，其中，肺脏、肝脏、胸骨、肋骨和肋软骨的最大应力峰值均位于距爆源最近的器官前部，心脏最大应力峰值位于动脉和静脉处。结合图 6.16 也发现在冲击波正面作用下，心脏、肺脏和肝脏中比较大的应力主要集中出现在正对爆源的前部，因此，肺脏前部的肺泡很容易被压垮而破裂，从而成为肺损伤较为严重的区域。然而，心脏除了前部受到较大的应力外，动脉和静脉也表现出较大的应力集中，并且动脉和静脉处的应力要大于心脏前部，如心脏动脉处的最大应力峰值为 124.06 kPa，而心脏前部的最大应力峰值为 32.79 kPa，主要是因为动脉和静脉壁太薄，在冲击波作用下很容易发生变形而产生较大的应力。故爆炸冲击波作用于人体躯干后，很容易造成心脏静脉和动脉的爆裂而导致心脏出血。

冲击波对人体的损伤效应，一方面是冲击波与人体组织器官作用时产生的应力波而导致的破裂、内爆裂等形式的损伤，另一方面是人体组织器官在冲击波作用下产生不同的运动速度而导致的组织器官接触面上的剪切伤、压伤和拉伤等损伤。

第 7 章

破片对人体损伤

基于 ANSYS/LS－DYNA 软件,研究单个破片对人体的直接损伤过程,并分析破片对人体的损伤机理。破片对人体损伤(直接损伤)的研究内容主要包括:破片损伤模型的建立及验证;破片动能、速度、质量、尺寸、形状、命中部位及手枪弹对人体躯干损伤程度的影响;破片对人体的损伤机理及组织器官的力学响应规律;破片杀伤判据的分析。

7.1 破片损伤模型

7.1.1 破片损伤模型的建立

破片损伤模型由破片和人体躯干组成,以 cm－g－μs 单位制建立,如图 7.1 所示。

破片

人体躯干

图 7.1　破片损伤模型

将破片划分为六面体网格，并采用 Lagrange 算法。由于破片对心脏的损伤是使人致命的关键因素，因此，本书用破片射击心脏来研究破片对人体躯干的损伤，射击部位位于心脏正前方的人体躯干中线上。破片与人体躯干组织器官之间的接触方式为面面侵蚀接触（ * CONTACT_ERODING_SURFACE_TO_SURFACE）。

为准确模拟破片在人体躯干中的运动过程，需要在破片射击部位对人体躯干模型进行局部网格加密，加密后的网格数量为 730 万左右，如果采用 2 个 CPU 求解，且求解时间（计算终止时间）为 1 ms，则计算时间约 230 h（约 10 天）。如果在破片击穿人体躯干后终止计算，且求解时间预计在 5 ms 以上，则计算时间预计在 1 150 h（约 48 天）以上。若人体网格变形过大，则计算时间会更长。本书以破片击入心脏为人体致命损伤的判据，则研究破片在心脏后方的运动规律没有太大的意义。同时，考虑到计算规模的原因，只在破片射击部位对心脏前方的组织器官模型和心脏模型进行局部网格加密，并在破片击穿心脏后终止计算。加密区网格尺寸为 0.6 mm 左右，加密后的网格数量为 495 万左右，如果采用 2 个 CPU 求解，且求解时间为 1 ms 时，则计算时间约 69 h（约 3 天）。

在破片（除手枪弹）射击人体躯干的过程中，不考虑破片的变形，故采用刚体材料模型 * MAT_RIGID，计算中只需要定义破片的密度。

根据 GA 141—2010《警用防弹衣》标准，选择三级防弹下的手枪弹进行研究，枪弹类型为 1951 年式 7.62 mm 手枪弹，弹头结构为圆头铅芯、覆铜钢被甲，长度为 13.8 mm，直径为 7.80 mm，质量为 5.60 g，初速度为（515 ± 10）m/s。手枪弹采用 * MAT_JOHNSON_COOK 材料模型和 * EOS_GRUNEISEN 状态方程，材料参数如表 7.1 所示。JOHNSON - COOK 本构模型考虑了材料在大变形、高温、高压和高应变率下的动态行为，其屈服应力的表达式为

$$\sigma_y = (A + B \, \bar{\varepsilon}^{p^n})(1 + c\ln \dot{\varepsilon}^*)(1 - T^{*^m}) \tag{7.1}$$

式中，A 为屈服应力；B 为应变硬化系数；n 为应变硬化指数；c 为应变率相关系数；m 为温度相关系数；$\bar{\varepsilon}^p$ 为等效塑性应变；$\dot{\varepsilon}^* = \dot{\varepsilon} / \dot{\varepsilon}_0$ 为无量纲等效塑性应变率，其中 $\dot{\varepsilon}_0$ 为参考应变率；$T^* = (T - T_{room})(T_{melt} - T_{room})$ 为相对温度，其中 T_{room} 为室内温度，T_{melt} 为熔化温度。

JOHNSON - COOK 损伤模型表明了不同参数的相对影响，同时它通过累积损伤考虑了变形过程中的相关路径。该模型采用了一个与应变、应变

率、温度和压力相关的常数值，断裂应变为

$$\varepsilon^{f} = \left[D_1 + D_2 e^{D_3 \sigma^*} \right] \left[1 + D_4 \ln \dot{\varepsilon}^* \right] \left[1 + D_5 \ln \dot{\varepsilon}^* \right] \quad (7.2)$$

式中，$\sigma^* = p/\sigma_{\text{eff}}$；$\sigma_{\text{eff}}$ 为 Von Miese 等效应力。当破坏参数 $D = \sum (\Delta \bar{\varepsilon}^{p}/\varepsilon^{f})$ 达到 1 时，发生破坏。

表 7.1　钢被甲和铅芯的材料参数

材料	密度 $\rho/$ $(\text{g} \cdot \text{cm}^{-3})$	剪切模量 G/GPa	屈服应力 A/MPa	应变硬化系数 B/MPa	应变硬化指数 n	应变率相关系数 c	温度相关系数 m	熔化温度 T_{melt}/K
钢	7.83	77	792	510	0.26	0.014	1.03	1 793
铅	11.35	7	14	18	0.685	0.035	1.8	756
铜	8.57	47.27	90	292	0.31	0.025	1.09	1 356

材料	室温 T_{room}/K	参考应变率 EPSO/s^{-1}	比热容 $C_P/$ $(\text{J} \cdot \text{kg}^{-1} \cdot \text{K}^{-1})$	失效参数				
				D_1	D_2	D_3	D_4	D_5
钢	294	1.0	477	5.0	0.0	0.0	0.0	0.0
铅	297	1.0	124	0.8	0.0	0.0	0.0	0.0
铜	294	1.0	385	1.0	0.0	0.0	0.0	0.0

材料	$v_s - v_p$ 曲线的截距 $C/$ $(\text{J}^{\frac{1}{2}} \cdot \text{kg}^{-\frac{1}{2}})$	Gruneisen 常数 γ_0	γ_0 的一阶体积修正 a	初始内能 $E_0/$ $(\text{J} \cdot \text{kg}^{-1})$	初始体积 V_0/m^3	$v_s - v_p$ 曲线的斜率系数		
						S_1	S_2	S_3
钢	0.456 9	2.17	0.46	0.0	1.0	1.49	0.0	0.0
铅	0.200 6	2.74	0.0	0.0	0.0	1.429	0.0	0.0
铜	0.200 6	2.74	0.0	0.0	0.0	1.49	0.0	0.0

Gruneisen 状态方程将压缩材料的压力定义为

$$p = \frac{\rho_0 C^2 \mu \left[1 + \left(1 - \frac{\gamma_0}{2} \right) \mu - \frac{a}{2} \mu^2 \right]}{\left[1 - (S_1 - 1)\mu - S_2 \frac{\mu^2}{\mu + 1} - S_3 \frac{\mu^3}{(\mu + 1)^2} \right]^2} + (\gamma_0 + a\mu) E \quad (7.3)$$

将膨胀材料的压力定义为

$$p = p = \rho_0 C^2 \mu + (\gamma_0 + a\mu)E \tag{7.4}$$

式中，C 为 $v_s - v_p$（冲击波速度 – 质点速度）曲线的截距；S_1、S_2 和 S_3 为 $v_s - v_p$ 曲线的斜率系数；γ_0 为 Gruneisen 常数；a 为对 γ_0 的一阶体积修正；E 为材料内能；$\mu = \rho / \rho_0 - 1$；ρ_0 为材料的初始密度。

7.1.2 破片损伤模型的验证

为验证破片损伤模型的准确性，基于 Roberts 等的手枪弹钝性损伤实验和数值模拟研究，采用北约制 9 mm 手枪弹，并以 430 m/s 的初速度射击美国司法研究院研制的厚度为 10.82 mm 的 Ⅲa 级 Kevlar 软质防弹衣。手枪弹弹头为卵形铅芯、铜被甲，直径为 9.03 mm，长度为 15.51 mm，质量为 7.45 g，结构如图 7.2 所示。

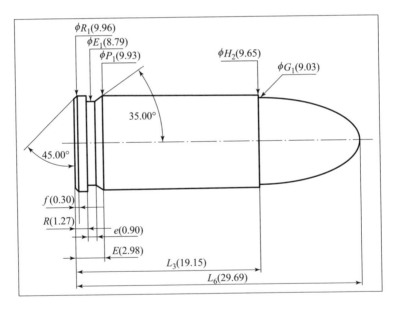

图 7.2 9 mm 手枪弹的结构图

将 Roberts 所用的软质防弹衣模型和手枪弹以及本书建立的人体躯干模型用于破片损伤模型的验证。软质防弹衣采用 * MAT_COMPOSITE_ DAMAGE 材料模型和 Chang – Chang 准则，材料参数如表 7.2 所示。人体躯干模型材料参数参考表 5.2 的数据（与 Roberts 数值模拟所用的材料参数相同）。

表 7.2 **Kevlar 材料参数**

杨氏模量			泊松比			剪切模量		
E_a /GPa	E_b /GPa	E_c /GPa	v_{ba}	v_{ca}	v_{cb}	G_{ab} /GPa	G_{bc} /GPa	G_{ca} /GPa
156	90.9	17.3	0.051	0.192	0.19	1.89	1.6	1.6
密度	失效材料体积模量	剪切强度	纵向拉伸强度	横向拉伸强度	横向压缩强度	法向拉伸强度	横向剪切强度	
ρ /(g·cm^{-3})	KFAIL /GPa	S_c /GPa	X_t /GPa	Y_t /GPa	Y_c /GPa	SN /GPa	S_{yz} /GPa	S_{zx} /GPa
1.38	—	0.105	2.5	2.5	—	—	—	—

图 7.3 显示了由本书计算和 Roberts 得到的心脏前部中心点处的压力曲线。本书得到的心脏压力峰值为 0.886 MPa，而 Roberts 得到的心脏压力峰值的实验值和模拟值分别为 0.841 MPa 和 0.743 MPa，与本书结果的相对误差分别为 5.1% 和 19.2%。可以看出本书的结果与 Roberts 的研究结果大致吻合，因此，本书建立的防弹衣后钝性损伤模型是合理的。但由于人体研究的难重复性，本书结果与 Roberts 的结果仍存在一定的误差，这是由人体躯干几何模型、防弹衣几何模型和测量点的差异性所造成的。

图 7.3 **数值模拟结果与 Roberts 得到的心脏压力的比较**

7.2　破片对人体躯干的损伤

通过模拟不同破片特征参数对人体躯干的损伤，分析破片动能、速度、质量、尺寸、形状、命中部位和手枪弹对人体躯干损伤的影响规律，并探讨破片对人体躯干的损伤机理。由于破片密度不是影响人体损伤的主要因素，故在破片动能（质量）、质量（速度）和尺寸的研究中，通过改变破片密度以保持破片其他特征参数的一致性。

为便于区分不同计算工况，对其进行编号。破片损伤模型的编号方式为：形状 – 初始动能 – 初始速度 – 质量 – 尺寸，如 S – 78 – 228 – 3 – 0.69 表示破片形状为球形、初始动能为 78 J、初始速度为 228 m/s、质量为 3 g、直径为 0.69 cm（S 表示球形破片、C 表示柱形破片、F 表示方形破片）。手枪弹损伤模型的编号方式为：手枪弹类型 – 初始动能 – 初始速度 – 质量，如 51 – 743 – 515 – 5.6 表示手枪弹类型为 1951 年式、初始动能为 743 J、初始速度为 515 m/s、质量为 5.6 g。

7.2.1　破片动能（速度）对人体躯干损伤程度的影响

根据破片动能杀伤判据（国际标准为 78 J、中国标准为 98 J），当破片质量（3 g）、密度（17.56 g/cm^3）、形状（球形）、尺寸（直径 0.69 cm）和命中部位（有骨骼）一定时，研究破片动能（速度）对人体躯干损伤的影响，即 68 J（213 m/s）、78 J（228 m/s）、88 J（242 m/s）、98 J（256 m/s）、108 J（268 m/s）条件时，数值模拟结果如图 7.4、图 7.5 和表 7.3 所示。

图 7.4 显示了不同破片动能（速度）下，破片正向运动速度衰减为 0 后停留在人体躯干中的位置或击穿心脏后的位置。对于所有动能（速度）的破片，其在人体躯干中的运动均比较平稳。当破片动能（速度）为 68 J（213 m/s）时，可以击穿胸骨，但不会击入心脏，破片最终于 946 μs 停留在肌肉中；破片动能（速度）为 78 J（228 m/s）时，可以击入心脏但不会击穿，击入心脏的深度为 0.63 cm，破片最终于 1 594 μs 停留在肌肉和

心脏接触面处；破片动能（速度）为 88 J（242 m/s）时，心脏刚好被击穿，破片最终于 2 126 μs 停留在心脏后壁；破片动能（速度）为 98 J（256 m/s）和 108 J（268 m/s）时，心脏分别于 1 470 μs 和 1 314 μs 被击穿。因此，高速破片更容易击穿人体躯干而造成贯通伤，低速破片则更容易造成盲管伤。

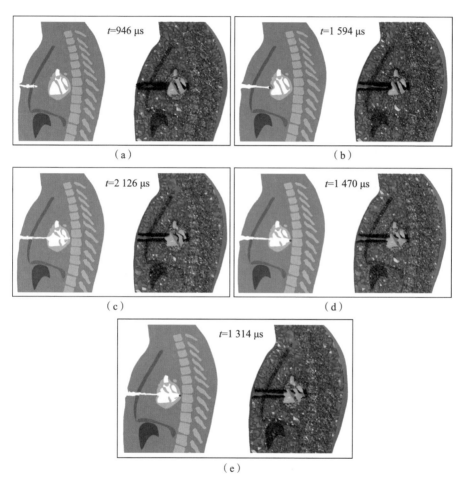

图 7.4　不同动能（速度）的破片在人体躯干中的运动状态

(a) S - 68 - 213 - 3 - 0.69；(b) S - 78 - 228 - 3 - 0.69；(c) S - 88 - 242 - 3 - 0.69；

(d) S - 98 - 256 - 3 - 0.69；(e) S - 108 - 268 - 3 - 0.69

图 7.5 显示了不同破片动能（速度）下，破片在人体躯干中的运动规律。动能（速度）为 68 J（213 m/s）和 78 J（228 m/s）的破片均不能击穿心脏，其剩余速度和剩余动能均为 0，空腔长度（或击入深度）分别为

5.53 cm 和 9.27 cm。然而，动能（速度）为 88 J（242 m/s）、98 J（256 m/s）和 108 J（268 m/s）的破片均能击穿心脏，破片击穿心脏后的剩余速度分别为 72.51 m/s 和 84.11 m/s，剩余动能分别 8.01 J 和 10.76 J。胸骨对破片能量的衰减较大，而肌肉等软组织对破片能量的衰减很小，这是由于骨骼的硬度和刚度要比软组织大得多，承受了大部分的破片能量。因此，破片初始动能（初始速度）越大，则破片击穿心脏后的剩余动能和剩余速度越大，空腔长度也越大。

图 7.5　破片动能（速度）对破片运动规律的影响

（a）破片动能变化曲线；（b）破片速度变化曲线

图 7.5　破片动能（速度）对破片运动规律的影响（续）
（c）破片位移变化曲线

表 7.3　破片动能（速度）对人体躯干损伤的影响

代号	破片初始条件					击穿心脏/运动停止			心脏	
	动能/J	质量/g	形状	直径/cm	速度/(m·s⁻¹)	剩余速度/(m·s⁻¹)	剩余能量/J	空腔长度/cm	是否击穿	击入深度/cm
S－68－213－3－0.69	68				213	0	0	5.53	否	0
S－78－228－3－0.69	78				228	0	0	9.27	否	0.63
S－88－242－3－0.69	88	3	球形	0.69	242	0	0	15.45	是	7.06
S－98－256－3－0.69	98				256	72.51	8.01	15.45	是	7.06
S－108－268－3－0.69	108				268	84.11	10.76	15.45	是	7.06

数值模拟结果表明：当破片质量、形状、尺寸和命中部位一定时，破片动能（速度）会显著影响人体躯干的损伤程度，破片动能（速度）越高，破片的击入深度越大，故破片的杀伤效果越强。如果以破片击入心脏为人体躯干致命损伤的条件，由破片动能（速度）对人体躯干损伤研究，得到质量为 3 g、密度为 17.56 g/cm³、直径为 0.69 cm 的球形破片对人体

躯干造成致命杀伤的临界动能为 78 J、临界速度为 228 m/s。

7.2.2　破片动能（质量）对人体躯干损伤程度的影响

由破片动能（速度）研究得到破片临界致伤速度为 228 m/s。保持破片速度为 228 m/s 且形状（球形）、尺寸（直径 0.69 cm）和命中部位（有骨骼）不变，通过改变破片密度，研究破片动能（质量）对人体躯干损伤的影响，即 26 J（1 g）、52 J（2 g）、78 J（3 g）、104 J（4 g）、130 J（5 g），破片密度分别为 5.85 g/cm³、11.70 g/cm³、17.56 g/cm³、23.41 g/cm³、25.26 g/cm³ 条件时，计算结果如图 7.6、图 7.7 和表 7.4 所示。

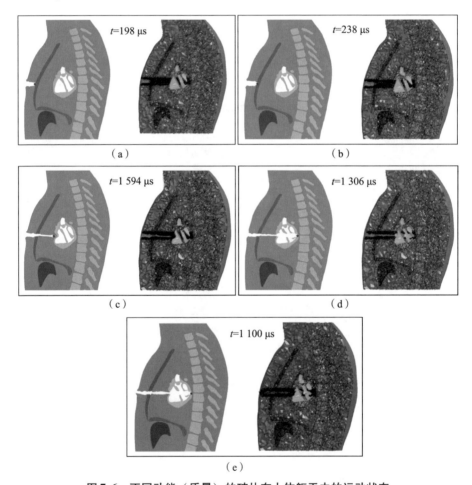

图 7.6　不同动能（质量）的破片在人体躯干中的运动状态

（a）S－26－228－1－0.69；（b）S－52－228－2－0.69；（c）S－78－228－3－0.69；

（d）S－104－228－4－0.69；（e）S－130－228－5－0.69

（a）

（b）

图 7.7　破片动能（质量）对破片运动规律的影响

（a）破片动能变化曲线；（b）破片速度变化曲线

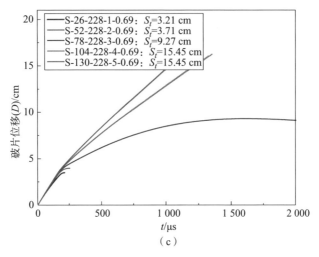

图7.7　破片动能（质量）对破片运动规律的影响（续）

（c）破片位移变化曲线

表7.4　破片动能（质量）对人体躯干损伤的影响

代号	破片初始条件					击穿心脏/运动停止			心脏	
	动能/J	质量/g	形状	直径/cm	速度/(m·s⁻¹)	剩余速度/(m·s⁻¹)	剩余能量/J	空腔长度/cm	是否击穿	击入深度/cm
S－26－228－1－0.69	26	1	球形	0.69	228	0	0	3.21	否	0.29
S－52－228－2－0.69	52	2			228	0	0	3.71	否	0.79
S－78－228－3－0.69	78	3			228	0	0	9.27	否	0.63
S－104－228－4－0.69	104	4			228	91.26	16.86	15.45	是	7.06
S－130－228－5－0.69	130	5			228	116.69	34.46	15.45	是	7.06

　　图7.6显示了不同破片动能（质量）下，破片正向运动速度衰减为0后停留在人体躯干中的位置或击穿心脏后的位置。对于所有动能（质量）的破片，其在人体躯干组织中的运动都很平稳。当破片动能（质量）为26 J（1 g）和52 J（2 g）时，破片均能击入胸骨但不会击穿，击入深度分

别为 0.29 cm 和 0.79 cm，破片最终分别于 198 μs 和 238 μs 停留在肌肉和骨骼接触面处；破片动能（质量）为 78 J（3 g）时，可以击入心脏但不会击穿，击入心脏的深度为 0.63 cm，破片最终于 1 594 μs 时停留在肌肉和心脏接触面处；当破片动能（质量）为 104 J（4 g）和 130 J（5 g）时，破片均能击穿心脏，击穿时间分别为 1 306 μs 和 1 100 μs。由于大质量破片的速度衰减较快，故大质量破片更容易击穿人体躯干而造成贯通伤，小质量破片则更容易造成伤道较浅的盲管伤。

图 7.7 显示不同破片动能（质量）下，破片在人体躯干中的运动规律。动能（质量）为 26 J（1 g）、52 J（2 g）和 78 J（3 g）的破片均不能击穿心脏，形成的空腔长度分别为 3.21 cm、3.71 cm 和 9.27 cm。然而，动能（质量）为 104 J（4 g）和 130 J（5 g）的破片均能击穿心脏，击穿心脏后的剩余速度分别为 91.26 m/s 和 116.69 m/s，剩余动能分别为 16.86 J 和 34.46 J。由此得出，破片初始动能（质量）越大，则破片击穿心脏后的剩余动能和剩余速度越大，空腔长度也越大。

数值模拟结果表明：当破片速度、形状、尺寸和命中部位一定时，破片动能（质量）会显著影响人体躯干的损伤程度，影响规律表现为破片动能越高（质量越大），破片越容易击穿心脏，其击入深度越大，破片对人体躯干造成的损伤也越严重。如果以破片打到心脏为人体躯干致命损伤的判断标准，由破片动能（质量）对人体躯干损伤研究，得到速度为 228 m/s、直径为 0.69 cm 的球形破片对人体躯干造成致命杀伤的临界动能为 78 J、临界质量为 3 g。

7.2.3　破片质量（速度）对人体躯干损伤程度的影响

根据不同破片动能（速度）和破片动能（质量）的数值模拟结果得到破片造成人体躯干致命损伤的临界动能为 78 J，因此，在保持破片动能为 78 J 且形状（球形）、尺寸（直径 0.69 cm）和命中部位（有骨骼）不变的情况下，通过改变破片的密度，研究破片质量（速度）对人体躯干损伤的影响，即 1 g（395 m/s）、2 g（280 m/s）、3 g（228 m/s）、4 g（197 m/s）、5 g（177 m/s），对应的破片密度分别为 5.85 g/cm³、11.70 g/cm³、17.56 g/cm³、23.41 g/cm³、25.26 g/cm³，数值模拟结果如图 7.8、图 7.9 和表 7.5 所示。

图 7.8 显示了不同破片质量（速度）下，破片正向运动速度衰减为 0

后停留在人体躯干中的位置或击穿心脏后的位置。对于所有质量（速度）
的破片，其在人体躯干中的运动都很平稳。当破片质量（速度）为 1 g
（395 m/s）时，可以击入胸骨 0.92 cm，但不会击穿，破片最终于 146 μs
时停留在肌肉与胸骨的接触面处；当破片质量（速度）为 2 g（280 m/s）
时，破片可以击穿胸骨但不会击入心脏，最终于 830 μs 时停留在肌肉中；
当破片质量（速度）为 3 g（228 m/s）时，可以击入心脏 0.63 cm，但不
会击穿，破片最终于 1 594 μs 时停留在肌肉和心脏接触面处；质量（速
度）为 4 g（197 m/s）和 5 g（177 m/s）的破片均可以击穿心脏，击穿时
间分别为 2 470 μs 和 2 360 μs。

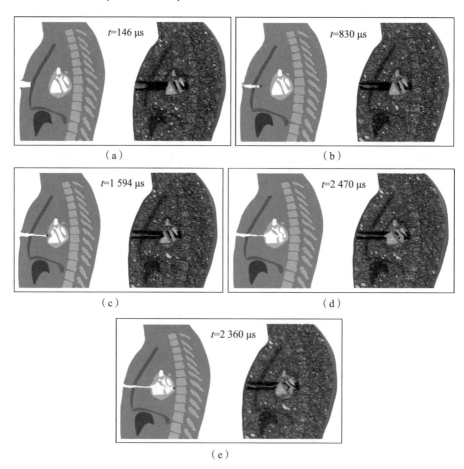

图 7.8　不同质量（速度）的破片在人体躯干中的运动状态

(a) S－78－395－1－0.69；(b) S－78－280－2－0.69；(c) S－78－228－3－0.69；

(d) S－78－197－4－0.69；(e) S－78－177－5－0.69

　　图 7.9 显示了破片初始动能为 78 J 时，质量（速度）对破片运动状态的影响。质量（速度）为 1 g（395 m/s）、2 g（280 m/s）和 3 g（228 m/s）的破片均无法击穿心脏，其剩余速度和剩余动能均为 0，最大空腔长度分别为 3.84 cm、5.87 cm 和 9.27 cm。然而，质量（速度）为 4 g（197 m/s）和 5 g（177 m/s）的破片均可以击穿心脏，击穿心脏后的剩余速度分别为 36.46 m/s 和 43.13 m/s，剩余动能分别为 2.70 J 和 4.72 J。由此得

（a）

（b）

图 7.9　破片质量（速度）对破片运动状态的影响

（a）破片动能变化曲线；（b）破片速度变化曲线

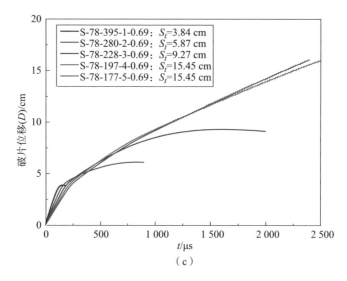

图7.9 破片质量（速度）对破片运动规律的影响（续）

（c）破片位移变化曲线

出，破片初始动能为 78 J 时，破片质量越大，则破片杀伤效果越强；但破片初速度越大，破片杀伤效果反而越弱，这与破片速度影响规律的研究结论矛盾，主要是由于破片质量也是变化的。因此，在该破片动能下，损伤程度主要由破片质量决定。

表7.5 破片质量（速度）对人体躯干损伤的影响

代号	破片初始条件					击穿心脏/运动停止			心脏	
	质量/g	动能/J	形状	直径/cm	速度/(m·s^{-1})	剩余速度/(m·s^{-1})	剩余能量/J	空腔长度/cm	是否击穿	击入深度/cm
S-78-395-1-0.69	1				395	0	0	3.84	否	0
S-78-280-2-0.69	2				280	0	0	5.87	否	0
S-78-228-3-0.69	3	78	球形	0.69	228	0	0	9.27	否	0.63
S-78-197-4-0.69	4				197	36.46	2.70	15.45	是	7.06
S-78-177-5-0.69	5				177	43.13	4.72	15.45	是	7.06

数值模拟结果表明：当破片动能、形状、尺寸和命中部位一定时，破片质量和速度均会显著影响人体躯干的损伤程度。破片质量越大（初速度越低），心脏越容易被击穿，破片击入深度（空腔长度）也越大，因而破片对人体躯干的损伤也就越严重。同时，在该破片动能下，破片质量对损伤程度的影响起决定性作用。即使初始动能相同的破片，其他特征参数的不同也会显著影响破片的杀伤效果。因此，在评价破片对人体躯干的杀伤作用时，不能只考虑破片动能对杀伤效果的影响，还应该综合考虑破片质量和速度等特征参数的影响。

7.2.4　破片尺寸对人体躯干损伤程度的影响

在保持破片动能（78 J）、质量（3 g）、速度（228 m/s）、形状（球形）和命中部位（有骨骼）不变的情况下，通过改变破片的密度，研究破片尺寸（球形破片直径）对人体躯干损伤的影响，即 0.44 cm、0.69 cm、0.90 cm、1.27 cm、1.48 cm，对应的破片密度分别为 65.55 g/cm^3、17.56 g/cm^3、7.83 g/cm^3、2.82 g/cm^3、1.78 g/cm^3，数值模拟结果如图 7.10、图 7.11 和表 7.6 所示。

图 7.10 显示了不同破片尺寸下，破片正向运动速度衰减为 0 后停留在人体躯干中或击穿心脏后的位置。对于直径为 0.44 ~ 1.48 cm 的球形破片，其在人体组织中的运动状态均比较平稳。直径为 0.44 cm 的球形破片可以于 980 μs 时击穿心脏；当球形破片直径为 0.69 cm 时，可以击入心脏但无法击穿，击入心脏的深度为 0.63 cm，破片最终于 1 594 μs 时停留在肌肉和心脏接触面处；当球形破片直径为 0.90 cm、1.27 cm 和 1.48 cm 时，破片均能击入胸骨但不会击穿，击入胸骨的深度分别为 0.74 cm、0.40 cm 和 0.39 cm，破片最终分别于 234 μs、210 μs 和 202 μs 停留在胸骨前部与肌肉接触面处。因此，在其他破片特征参数一定的情况下，小尺寸破片更容易击穿人体躯干，从而对人体躯干造成致命损伤。

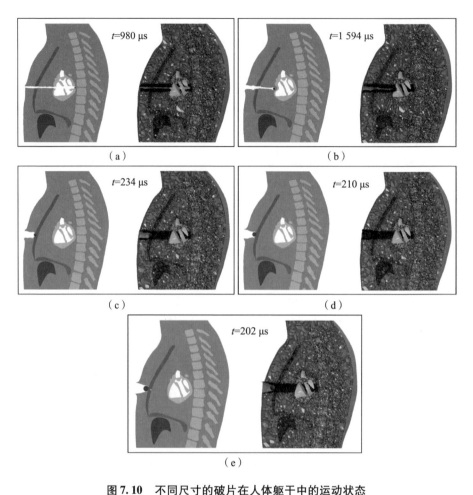

图7.10 不同尺寸的破片在人体躯干中的运动状态

(a) S-78-228-3-0.44；(b) S-78-228-3-0.69；(c) S-78-228-3-0.90；

(d) S-78-228-3-1.27；(e) S-78-228-3-1.48

图7.11显示了不同破片尺寸下，破片在人体躯干中的运动规律。直径为0.44 cm的球形破片可以击穿心脏，击穿心脏后的剩余速度为134.88 m/s，剩余动能为27.61 J；直径为0.69 cm、0.90 cm、1.27 cm和1.48 cm的球形破片均无法击穿心脏，其剩余速度和剩余动能均为0，空腔长度分别为9.27 cm、3.66 cm、3.32 cm和3.31 cm。由此可以得出，尺寸对破片的杀伤效果具有非常显著的影响，其影响规律表现为：破片尺寸越小，则破片击穿心脏后的剩余动能和剩余速度越大，人体躯干组织中形成的空腔长度也越大，但破片在人体躯干组织中形成的空腔开口尺寸却随着破片尺寸的

减小而减小，这是由破片的尺寸效应造成的。破片尺寸对其运动规律的影响主要与破片射击人体躯干过程中受到的阻力有关。大尺寸破片在射击人体躯干过程中，与人体躯干的作用面积较大，受到的阻力也就越大，因此，大尺寸破片能量衰减速度也就越快，从而导致破片的击入深度（空腔长度）越小。小尺寸破片的作用面积较小，受到的阻力较小，能量衰减较慢，造成的空腔尺寸较大。

（a）

（b）

图 7.11　破片尺寸对破片运动规律的影响

（a）破片动能变化曲线；（b）破片速度变化曲线

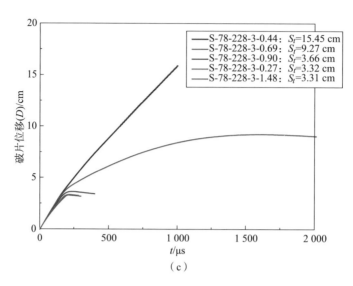

（c）

图 7.11　破片尺寸对破片运动规律的影响（续）

（c）破片位移变化曲线

表 7.6　破片尺寸对人体躯干损伤的影响

代号	破片初始条件					击穿心脏/运动停止			心脏	
	直径/cm	动能/J	质量/g	形状	速度/(m·s⁻¹)	剩余速度/(m·s⁻¹)	剩余能量/J	空腔长度/cm	是否击穿	击入深度/cm
S－78－228－3－0.44	0.44				228	134.88	27.61	15.45	是	7.06
S－78－228－3－0.69	0.69				228	0	0	9.27	否	0.63
S－78－228－3－0.90	0.90	78	3	球形	228	0	0	3.66	否	0
S－78－228－3－1.27	1.27				228	0	0	3.32	否	0
S－78－228－3－1.48	1.48				228	0	0	3.31	否	0

　　数值模拟结果表明：即使动能、质量、速度、形状和命中部位完全相同的破片，其几何尺寸也会显著影响破片的杀伤效果，而几何尺寸又是由破片的材料密度反映的，因此，破片的材料类型也是一个非常重要的影响

因素。破片尺寸越小（破片密度越大），其对人体躯干的击入深度越大，故小破片更容易击入人体躯干，从而造成严重的损伤。

7.2.5 破片形状对人体躯干损伤程度的影响

在保持破片动能（78 J）、质量（3 g）、密度（17.56 g/cm³）、速度（228 m/s）、尺寸和命中部位（有骨骼）不变的情况下，研究不同破片形状对人体躯干的损伤情况，即球形、圆柱形、方形时，数值模拟结果如图 7.12、图 7.13 和表 7.7 所示。

图 7.12 显示了不同破片形状下，破片正向运动速度衰减为 0 后停留在人体躯干中的位置或击穿心脏后的位置。可以看出：球形破片可以击入心脏但不会击穿，其击入心脏的深度为 0.63 cm，最终于 1 594 μs 时停留在肌肉和心脏接触面处。然而，柱形破片和方形破片均未击入心脏，最终分别于 828 μs 和 760 μs 时停留在肌肉中。因此，三种形状的破片均对人体躯干造成了盲管伤。

破片形状对人体躯干损伤的影响主要是由破片的阻力系数决定的，而阻力系数又由形状系数决定。破片的形状系数与其阻力面积呈正相关，球形、柱形和方形破片的马赫数均为 0.67，柱形破片长径比和方形破片的长宽比均为 1，根据破片阻力系数与马赫数之间的关系，则球形破片的阻力系数最小，其次是柱形破片，而方形破片的阻力系数最大。因此，对于形状系数较大的柱形破片和方形破片，其在人体躯干组织中的速度衰减快，传递给组织的能量也就越多，但其穿透性差，造成的空腔短。形状系数越大的破片，其稳定性越差。相对于球形破片，柱形破片和方形破片会产生非常明显的失稳现象，从而形成更为复杂的伤道，尽管造成的空腔长度比球形破片小，但空腔开口尺寸却比球形破片大，故形状系数大的破片在击入人体躯干组织的较短距离上能释放大量能量，并形成浅而宽的伤道。

通常来说，人体躯干损伤程度随空腔容积的增大而增大，如果只考虑破片是否击入心脏和空腔长度，而不考虑空腔开口尺寸，则球形破片对人体躯干造成的损伤较大，但从破片稳定性和空腔开口尺寸的角度看，则柱形破片和方形破片造成的损伤更大。

柱形破片和方形破片在射击人体躯干的过程中均产生了明显的失稳，其失稳现象主要是由破片运动方向的变化造成的，并且主要产生在人体躯干软组织中。从图7.12中的空腔形状可以看出，在破片侵彻人体躯干组织的初期，球形破片、柱形破片和方形破片均没有明显的失稳现象，运动轨迹较为平稳；但破片击穿胸骨后，由于破片运动方向的变化，柱形破片和方形破片开始产生明显的失稳现象，运动轨迹发生偏移，并在人体躯干肌肉组织中产生明显的翻滚现象，而球形破片则继续保持较为稳定的运动状态，其运动轨迹没有发生太大的偏移，近似为一条直线。

（a）

（b）

（c）

图7.12 不同形状的破片在人体躯干中的运动状态

（a）S-78-228-3-0.69；（b）C-78-228-3-0.60；（c）F-78-228-3-0.55

图7.13显示了不同形状的破片在人体躯干中的运动规律。球形破片、柱形破片和方形破片均不能击穿心脏，但球形破片可以击入心脏0.63 cm，剩余速度和剩余动能均为0，空腔长度分别为9.27 cm、5.01 cm和5.86 cm。由此可以得出，破片形状系数越小，则破片越容易击穿心脏，击穿心脏后的剩余动能和剩余速度越大，人体躯干组织中形成的空腔长度也越大。

数值模拟结果表明：当破片动能、质量、速度、尺寸和命中部位一定时，破片形状会显著影响人体躯干的损伤程度，影响规律为破片形状系数越大，则破片能量衰减越快，造成的空腔长度越小，故破片对人体躯干造成的损伤越轻。

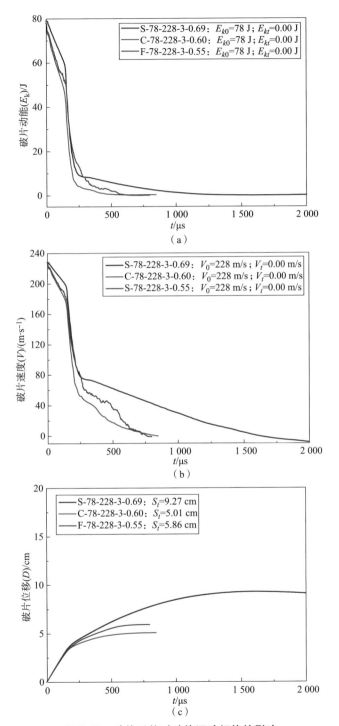

图 7.13　破片形状对破片运动规律的影响

（a）破片动能变化曲线；（b）破片速度变化曲线；（c）破片位移变化曲线

表 7.7　破片形状对人体躯干损伤的影响

| 代号 | 破片初始条件 | | | | | 击穿心脏/运动停止 | | | 心脏 | |
	形状	动能/J	质量/g	尺寸/cm	速度/(m·s⁻¹)	剩余速度/(m·s⁻¹)	剩余能量/J	空腔长度/cm	是否击穿	击入深度/cm
S－78－228－3－0.69	球形			直径0.69	228	0	0	9.27	否	0.63
C－78－228－3－0.60	柱形	78	3	直径/高0.60	228	0	0	5.01	否	0
F－78－228－3－0.55	方形			边长0.55	228	0	0	5.86	否	0

7.2.6　破片命中部位对人体躯干损伤程度的影响

当保持破片动能（78 J）、质量（3 g）、密度（17.56 g/cm³）、速度（228 m/s）、形状（球形）和尺寸（直径0.69 cm）不变时，研究破片命中部位对人体躯干的损伤，即破片击中骨骼、破片不击中骨骼，并获得破片未击中骨骼时造成人体躯干致命损伤的临界动能，数值模拟结果如图7.14、图7.15和表7.8所示。

图7.14显示了不同破片命中部位下，破片正向运动速度衰减为0后停留在人体躯干中的位置或击穿心脏后的位置。如果破片击中人体躯干前侧的骨骼，则破片可以击入心脏但不会击穿，击入心脏的深度为0.63 cm，破片最终于1 594 μs时停留在肌肉和心脏接触面处；如果破片只击中软组织而未击中骨骼，则破片于966 μs时击穿心脏。因此，破片的命中部位（是否击中骨骼）也将显著影响破片击入人体躯干的深度以及对人体躯干造成的损伤程度。从图7.14（c）中可以看出，当破片未击中骨骼时，动能为20 J的破片刚好不击入心脏，因此，如果以破片击入心脏为人体致命损伤的条件，则质量为3 g、直径为0.69 cm的球形破片对人体躯干造成致命杀伤的临界动能为20 J。

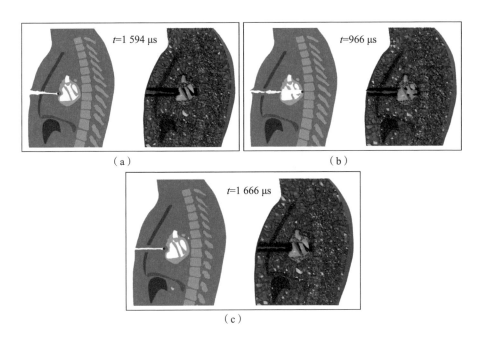

图 7.14 命中部位不同的破片在人体躯干中的运动状态

(a) S－78－228－3－0.69（有骨骼）；(b) S－78－228－3－0.69

（无骨骼）；(c) S－20－115－3－0.69（无骨骼）

图 7.15 显示了不同破片命中部位下，破片在人体躯干中的运动规律。击中骨骼的破片可以击入心脏但不会击穿，其速度和能量衰减较快，击入心脏后的剩余速度和剩余动能均为 0，空腔长度于为 9.27 cm。然而，未击中骨骼的破片可以击穿心脏，其速度和能量衰减较慢，击穿心脏后的剩余速度为 129.12 m/s，剩余动能为 25.31 J。由此可以得出，未击中骨骼的破片更容易击穿心脏，其击穿心脏后的剩余动能、剩余速度和空腔长度较大。

数值模拟结果表明：当破片动能、质量、速度、形状和尺寸一定时，破片命中部位会显著影响其杀伤效果，其中，骨骼是最主要的影响因素。破片未击中骨骼时造成的空腔长度更大，对人体躯干的杀伤作用更强。质量为 3 g、直径为 0.69 cm 的球形破片未击中骨骼时对人体躯干造成致命杀伤的临界动能为 20 J。因此，在破片杀伤判据的制定中，不能只考虑破片特征参数对其杀伤效果的影响，还应考虑破片命中部位的影响。

（a）

（b）

图 7.15　破片命中部位对破片运动规律的影响

（a）破片动能变化曲线；（b）破片速度变化曲线

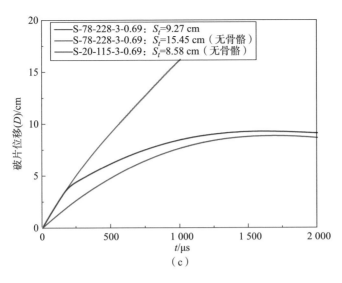

图 7.15　破片命中部位对破片运动规律的影响（续）

（c）破片位移变化曲线

表 7.8　破片命中部位对人体躯干损伤的影响

代号	破片初始条件					击穿心脏/运动停止			心脏	
	命中部位	动能/J	质量/g	尺寸/cm	速度/(m·s⁻¹)	剩余速度/(m·s⁻¹)	剩余能量/J	空腔长度/cm	是否击穿	击入深度/cm
S－78－228－3－0.69	有骨骼	78	3	0.69	228	0	0	9.27	否	0.63
S－78－228－3－0.69	无骨骼					129.12	25.31	15.45	是	7.06
S－20－115－3－0.69	无骨骼	20			115	0	0	8.58	否	0

7.2.7　手枪弹对人体躯干损伤程度的影响

为研究手枪弹在人体躯干中的运动规律以及对人体躯干损伤的影响，采用 1951 年式 7.62 mm 手枪弹从心脏正前方垂直入射，数值模拟结果如图 7.16、图 7.17 和表 7.9 所示。

图 7.16 显示了不同时刻手枪弹在人体躯干中的运动状态。手枪弹于

492 μs 时击穿心脏，并且在人体躯干组织中产生了翻滚。通过与以上破片对人体躯干损伤的研究进行对比，可以发现：手枪弹对人体躯干的杀伤力更强，其造成的空腔更大，损伤程度越严重，一方面是由于手枪弹的动能要比破片大很多，另一方面是由于手枪弹稳定性较差，在人体躯干组织中产生了明显的翻滚。当手枪弹射击人体躯干组织时，由于人体躯干组织对其产生的阻力作用，手枪弹会在与人体躯干组织接触区产生明显的应力集中，使得手枪弹产生墩粗、变形和破碎。手枪弹的变形方式主要有：①依靠骨骼的高抗拉强度和高硬度使手枪弹发生变形而破碎；②人体躯干软组织对手枪弹的挤压作用；③手枪弹射击人体躯干组织的过程中，会在接触面上产生高速压缩应力波，应力波分别向手枪弹和人体躯干组织传播，从而使手枪弹和人体躯干组织产生变形。在手枪弹变形过程中，由于钢被甲的硬度较大，而铅芯硬度较小，当受到应力的作用后，铅芯很容易发生屈服，从而导致铅芯与钢被甲之间发生相对滑动。因此，相对于钢被甲，铅芯会产生严重的磨蚀和消耗，其质量亏损较大，侵彻过程结束后，铅芯质量全部亏损掉，只剩下"环状"的钢被甲，这与张明等得到的穿甲子弹侵彻陶瓷复合装甲烧蚀阶段弹心质量损失结论相符。

根据手枪弹在人体躯干中的运动状态，可以将其分为 4 个阶段：手枪弹平稳衰减阶段、手枪弹翻滚阶段、手枪弹侵彻完成阶段和瞬时空腔膨胀收缩阶段。在 0~62 μs 内，手枪弹射击皮肤和肌肉，运动轨迹较为平稳，没有发生明显的失稳现象，此阶段为手枪弹平稳衰减阶段。在 62~170 μs 内，由于手枪弹倾斜射击胸骨，且胸骨硬度较大，手枪弹在射击胸骨时开始产生失稳而偏向，运动方向发生变化，速度急剧减小，并释放大量能量，此阶段为手枪弹翻滚阶段。手枪弹要发生翻滚，必须具备两个条件：①要有一定距离；②要有黏滞作用的组织持续对手枪弹施加不均匀作用力。因此，翻滚阶段主要发生在肌肉等黏弹性的软组织中。正是由于手枪弹运动的不稳定，其造成的损伤要比单纯的破片伤更严重，并且在射击人体躯干过程中出现严重变形，产生的碎片会残留在人体内，如果有铅残留，则会导致铅中毒。手枪弹在人体躯干内运动结束后的阶段称为手枪弹侵彻完成阶段。侵彻过程结束后，空腔会继续膨胀，并在某一时刻出现最大空腔，之后开始收缩，此阶段称为瞬时空腔膨胀收缩阶段。

图 7.17 显示了手枪弹在人体躯干中的运动规律。手枪弹击穿心脏后的剩余速度为 200.73 m/s，剩余能量为 70.14 J，其中剩余动能为 43.57 J。

图 7.16　不同时刻下手枪弹在人体躯干中的运动状态

由于将手枪弹作为变形体进行研究，因此，手枪弹在射击人体躯干组织的过程中，会有动能和内能的变化，一部分动能会传递给人体躯干组织，而另一部分动能会转化为自身的内能，而刚体破片作为非变形体，在射击人体躯干的过程中，只会有动能的变化，并没有内能的变化。

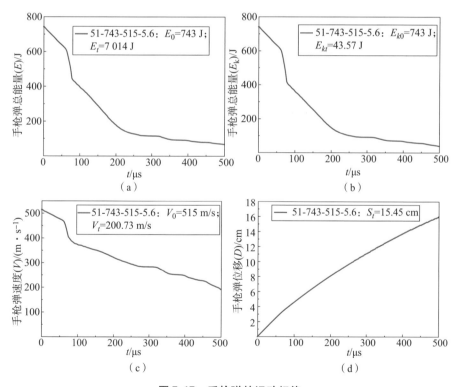

图 7.17　手枪弹的运动规律

（a）手枪弹总能量变化曲线；（b）手枪弹动能变化曲线；

（c）手枪弹速度变化曲线；（d）手枪弹位移变化曲线

表7.9　手枪弹对人体躯干损伤的影响

代号	手枪弹初始条件					击穿心脏后			心脏	
	动能/J	质量/g	速度/(m·s^{-1})	手枪弹类型	剩余速度/(m·s^{-1})	剩余能量/J	剩余动能/J	空腔长度/cm	是否击穿	击入深度/cm
51 - 743 - 515 - 5.6	743	5.6	515	1951年式	200.73	70.14	43.57	15.45	是	7.06

数值模拟结果表明:手枪弹可以击穿心脏,并且在人体躯干组织中产生了明显的翻滚和失稳现象,导致手枪弹造成的空腔尺寸要比破片造成的空腔大得多,伤道也更复杂。同时,手枪弹在射击人体躯干的过程中,出现了严重的墩粗、变形和破碎,产生的钢碎片和铅碎片停留在人体躯干内。因此,手枪弹对人体躯干的损伤更为严重。

总体来说,破片动能、速度、质量、尺寸、形状和命中部位均会显著影响人体的损伤程度,影响趋势表现为人体损伤程度随着破片动能、速度和质量的增大而增大,随着破片尺寸和形状系数的增大而减小,而破片只击中软组织所造成的损伤要大于击中硬组织所造成的损伤。因此,以动能、比动能、速度和质量等单一的特征参数作为破片杀伤判据来评价破片对人体的损伤并不准确和全面。另外,尽管以人员丧失战斗力的条件概率为破片的杀伤判据考虑了破片速度、质量和形状的影响,但并未考虑破片命中部位的影响,也无法真实、科学、全面地反映出破片对人体的实际损伤情况。

7.3　人体躯干组织器官的力学响应

以S - 78 - 228 - 3 - 0.69破片的计算结果为例,选取人体组织器官中距离弹着点最近的位置为测量点,骨骼和内脏器官的应力、压力、加速度及速度变化曲线如图7.18和图7.19所示。同时,根据图7.18和图7.19将组织器官力学响应参数的最大值列于表7.10。

图 7.18　骨骼力学响应曲线

（a）骨骼应力；（b）骨骼压力；（c）骨骼加速度；（d）骨骼速度

图 7.19　内脏器官力学响应曲线

（a）内脏器官应力；（b）内脏器官压力

图 7.19　内脏器官力学响应曲线（续）

（c）内脏器官加速度；（d）内脏器官速度

根据图 7.18 和图 7.19，胸骨和心脏的应力及压力曲线在达到峰值后突然降为 0，原因是胸骨和心脏受到破片的射击后，变形过大的失效单元会被删除。同时，由于破片在人体躯干中运动状态的复杂性，以及组织器官对应力波和压力波的反射作用，造成组织器官力学响应曲线随时间不断振动。

表 7.10　S－78－228－3－0.69 破片对应的各组织器官力学响应参数

力学参数	胸骨	肋骨	肋软骨	心脏	肺脏	肝脏
应力峰值	9.58 GPa	33.71 MPa	0.29 MPa	204.82 kPa	19.92 kPa	2.22 kPa
压力峰值	8.95 GPa	16.27 MPa	0.42 MPa	128.66 MPa	19.03 MPa	2.67 MPa
最大加速度/g	95 740.24	24.37	812.69	24 321.89	1 021.77	39.04
最大速度/（m·s^{-1}）	38.28	0.97	5.31	26.62	4.65	0.99

根据表 7.10，骨骼系统中，胸骨的力学响应参数要远大于肋骨和肋软骨，而内脏器官中，心脏的力学响应参数也要大于肺脏和肝脏，并且胸骨的力学响应参数又大于心脏。这是因为破片击入了胸骨和心脏，并且胸骨的硬度和刚度较大，故胸骨和心脏的力学响应参数远大于未受破片命中的组织器官，从而反映出破片损伤方式是局部的，其损伤效应主要集中于破片命中区域的组织器官，而对远离弹着点的组织器官的损伤很小。不同组织器官的力学响应参数具有很大的差异性，除材料属性的影响外，组织器官与弹着点的距离是主要影响因素，距弹着点越近的组织器官，以及组织

器官中距弹着点越近的位置，其力学响应参数越大。如肺脏和肝脏均未受到破片射击，但肺脏距弹着点较近，而肝脏距弹着点较远，故肺脏的力学响应参数均大于肝脏。

另外，由于人体结构和力学响应的复杂性，各组织器官的力学响应参数并没有呈现出完全一致的变化趋势。如肋骨应力和压力均大于肋软骨与心脏，而肋骨加速度和速度却小于肋软骨与心脏；肋软骨、心脏、肺脏和肝脏的压力均大于应力，而胸骨和肋骨的压力却小于应力。

7.4 破片对人体躯干的损伤机理

7.4.1 破片的直接损伤

破片直接损伤是指在破片射击作用下，人体组织器官会产生挤压、撕裂、贯穿等现象，是破片伤的主要形式。图 7.20 为 S – 78 – 228 – 3 – 0.44 破片对人体躯干的贯穿过程。

从图 7.20 可以看出，在破片的直接射击下，胸骨和心脏均出现贯通伤，心脏的伤道要大于胸骨，并且人体躯干入口处的伤道也要大于出口处的伤道。当破片击入肌肉、胸骨和心脏后，弹着点处的组织器官产生明显的应力集中，应力以弹着点为中心不断向四周传播扩散；同时，弹着点处的组织获得一定的初速度后，开始向弹着点外侧运动，使弹着点处的伤道不断扩大，最终造成组织器官的撕裂和穿透等现象。相对于肌肉和心脏等软组织，破片穿过胸骨等骨骼后造成的伤道较小，并且伤道很稳定，不会发生明显的扩张或收缩；而破片穿过肌肉和心脏等软组织后造成的伤道却较大，并且伤道会出现持续的扩张和收缩。同时，由于骨骼对肌肉的拉扯作用，胸骨附近的肌肉的伤道较小，没有出现明显的扩展和收缩，这是由于骨骼的硬度要远大于肌肉和心脏等软组织的硬度。当破片能量传递给骨骼后，伤道附近的骨骼即使获得一定的初速度，也不会对周围的骨骼产生较大的挤压作用，也就不会致使伤道产生明显的扩张和收缩。然而，破片贯通伤只有出现在心脏等关键器官时，才会造成致命损伤，如果出现于其他非关键器官，在不考虑失血过多的情况下，破片造成致命损伤的概率很小。

（a）

（b）

图 7.20　S－78－228－3－0.44 破片的贯穿性损伤过程

（a）破片对人体躯干的贯通过程；（b）破片对胸骨和心脏造成的贯通伤道

7.4.2　瞬时空腔损伤效应

瞬时空腔效应是造成人体组织器官严重创伤的一个重要原因，又是破片穿过后人体组织内部发生的一种变化迅速的物理现象。

根据图 7.20（a），当破片击入人体组织后，会在人体组织中形成数倍破片直径大小的瞬时空腔，并且瞬时空腔主要产生于肌肉和心脏等软组织中。对于形状系数较大的破片，在空腔形成过程中，破片会在组织中不断翻滚，并且牵拉和撕裂组织，从而对人体造成更严重的损伤。在破片穿过人体组织的极短时间内，空腔将首先出现扩张的趋势，而随着破片在人体组织中的运动，远离破片的空腔在扩张后出现收缩的趋势，并最终保持稳定以形成永久空腔。破片造成的空腔大小一般取决于破片速度和稳定性，以及人体组织的力学性能。破片速度越高，稳定性越差，组织密度越大，则瞬时空腔效应造成的损伤越严重。

7.4.3 远达效应

在破片射击人体躯干组织器官时，部分破片能量会以应力波和压力波的形式传递给空腔附近和远离空腔的组织器官，即使破片没有直接击入组织器官，但应力波和压力波的作用也会致其损伤，如果该应力超出组织器官损伤的应力阈值，就可能对人体躯干造成间接的致命损伤，即远达损伤。图 7.21 显示了 S - 78 - 228 - 3 - 0.90 破片对心脏、肺脏和肝脏的间接损伤。

图 7.21　S - 78 - 228 - 3 - 0.90 破片对心脏、肺脏和肝脏的间接损伤

从图 7.21 可以看出，S - 78 - 228 - 3 - 0.90 破片只击入了肌肉和胸骨，并未击入心脏、肺脏和肝脏，但心脏、肺脏和肝脏却出现了应力，最大应力分别为 19.10 kPa、10.50 kPa 和 2.03 kPa，因此，在破片未直接击入人体躯干组织器官的情况下，破片仍会对人体躯干造成一定程度的损伤。同时，从应力分布图中还可以看出，距弹着点越近的组织器官，其应力值越大，因而损伤越严重。

第 8 章

冲击波和破片对人体躯干的联合损伤

本章基于时间差法研究冲击波和破片对人体躯干的联合损伤过程，并与冲击波和破片单独损伤情况进行比较，最终得出冲击波和破片对人体躯干的联合损伤规律。具体内容包括：冲击波和破片联合损伤模型的建立；冲击波和破片对人体躯干的联合损伤过程；冲击波和破片作用次序（冲击波先于破片、破片先于冲击波、冲击波和破片同时）对人体躯干损伤程度的影响；冲击波和破片联合作用下人体躯干组织器官的力学响应；冲击波和破片对人体躯干的联合损伤机理。

8.1　冲击波和破片联合损伤模型

关于冲击波和破片联合损伤的研究，常用的方法是基于杀爆战斗部产生的冲击波和破片来模拟冲击波和破片的联合作用，但该方法存在以下缺点：

（1）破片速度、质量、形状和飞散角难以控制，破片对人体躯干的命中部位也难以预估，因此在数值模拟中不能只对人体躯干进行局部网格加密，而需要对整个人体躯干网格进行加密，这就会导致整个计算规模非常庞大。

（2）冲击波并非理想 Friedlander 冲击波，会影响与冲击波单独损伤的比较性，并且在传播过程中也会受到破片的干扰；同理，破片运动规律也会受到冲击波的影响，从而影响与破片单独损伤的比较性。

（3）由杀爆战斗部爆炸形成的冲击波和破片，其初始速度和速度衰减率的差异性会造成作用次序的不同，在近距离处，冲击波先作用于目标，冲击波压力和破片速度较大；在某一特定位置，冲击波和破片同时作用于目标，冲击波压力和破片速度次之；在远距离处，破片先作用于目标，冲击波压力和破片速度是最小的。因此，三个位置处的冲击波压力和破片速度的差异性很大，冲击波和破片次序影响的比较性不强。

下面以理想冲击波和单个破片为研究对象，基于时间差法（即通过改变 TNT 装药的起爆时间以及破片与人体躯干之间的距离来实现两种毁伤元作用于人体躯干的时间差）模拟不同冲击波和破片作用次序对人体躯干的联合损伤。以 0.2 ms 为时间差模拟冲击波先于破片作用人体躯干以及破片先于冲击波作用人体躯干，以 0 ms 为时间差模拟冲击波和破片同时作用于人体躯干时的损伤情况。

冲击波和破片联合损伤模型结合了冲击波损伤模型和破片损伤模型的所有设置，由冲击波生成域、空气域、破片和人体躯干三部分组成，以 cm－g－μs 单位制建立有限元分析模型，如图 8.1 所示。冲击波生成域、空气域与人体躯干之间进行流固耦合 ＊CONSTRAINED_LAGRANGE_IN_SOLID 以实现冲击波对人体躯干的损伤过程，同时，为防止冲击波影响到破片的运动，破片与空气之间不进行流固耦合。因此，在冲击波和破片联合损伤模型中，冲击波和破片两种毁伤元是相互独立的，不会互相影响，可以很好地反映出冲击波和破片对人体躯干的联合损伤，与冲击波和破片的单独损伤具有较好的比较性。

图 8.1 冲击波和破片联合损伤模型

关于冲击波和破片联合损伤模型，在冲击波对人体躯干的损伤模型中，人体躯干正面朝向爆源，采用 0.5 kg TNT 装药和 0.768 5 m 爆距模拟爆炸产生的冲击波，获得入射冲击波压力及冲量变化曲线，其超压峰值为 1 000.68 kPa，冲量峰值为 143.01 kPa·ms，如图 8.2 所示。在破片对人体躯干的损伤模型中，破片形状为球形，直径为 0.69 cm，动能为 78 J，质量为 3 g，速度为 228.04 m/s，从心脏正前方垂直入射。

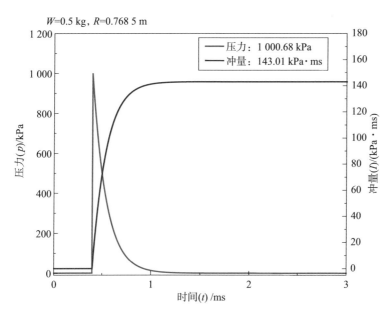

图 8.2　入射冲击波压力和冲量曲线

8.2　冲击波和破片对人体躯干的联合损伤

通过研究冲击波和破片作用次序对人体躯干损伤的影响，并对比冲击波和破片单独作用和联合作用下的人体躯干损伤情况，获得冲击波与破片单独作用和联合作用对人体躯干的损伤规律。不同冲击波和破片作用次序的参数设置如表 8.1 所示。

表 8.1 不同冲击波和破片作用次序的参数设置

毁伤元	计算参数	冲击波先作用	破片先作用	冲击波和破片同时作用
冲击波	爆距/m		0.768 5	
	起爆时间/ms	0	−0.198	−0.3
	作用时间/ms	0.398	0.2	0.098
	超压峰值/kPa		1 000.68	
破片	与人体躯干距离/m	0.136 4	0	0.022 3
	开始运动时间/ms	0	0	0
	作用时间/ms	0.598	0	0.098
	初速度/(m·s⁻¹)		228.04	
	时间差/ms	−0.2	0.2	0

8.2.1 冲击波先于破片作用对人体躯干损伤程度的影响

当冲击波先于破片 0.2 ms 作用于人体躯干时，人体躯干的损伤变形情况和应力响应曲线如图 8.3 和图 8.4 所示。同时，将组织器官的应力响应参数列于表 8.2。

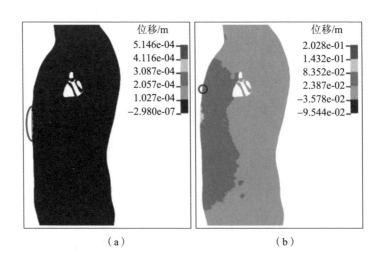

（a）　　　　　　　　　　（b）

图 8.3　冲击波先于破片作用时人体躯干的损伤过程

（a）$t = 0.002$ ms；（b）$t = 0.200$ ms

图 8.3　冲击波先于破片作用时人体躯干的损伤过程（续）

（c）$t = 0.500$ ms；（d）$t = 1.400$ ms

图 8.4　冲击波先于破片作用时组织器官的应力响应曲线

（a）骨骼应力；（b）内脏器官应力

根据图 8.3（a），当人体躯干首先受到冲击波的损伤作用时（0～0.2 ms），整个人体躯干均产生明显的凹陷变形，损伤变形情况与冲击波单独作用时相同。根据图 8.3（b）和 8.3（c），当破片开始作用于人体躯干时（0.2 ms～），人体躯干开始受到破片的射击而在弹着点处的局部区域形成空腔，并且空腔尺寸随破片侵彻深度的增大而增大。此时，冲击波能量已经产生较大衰减，损伤效应弱于冲击波刚作用时，但对人体躯干的损伤过程仍在持续。因此，冲击波会进入空腔内而对空腔产生扩张效应，但由于冲击波能量较小，空腔扩张效应并不明显。根据图 8.3（d），破片已经击入心脏,并且击入深度要大于破片单独损伤(破片刚接触到心脏),这是由于破片对人体组织器官侵彻以及冲击波对人体组织器官挤压的联合作用,致使破片更容易击入心脏。

8.2.2　破片先于冲击波作用对人体躯干损伤程度的影响

当破片先于冲击波 0.2 ms 作用于人体躯干时,人体躯干的损伤变形情况和力学响应曲线如图 8.5 和图 8.6 所示。同时,将组织器官的力学响应参数列于表 8.2。

图 8.5　破片先于冲击波作用时人体躯干的损伤过程

(a) $t = 0.002$ ms; (b) $t = 0.200$ ms; (c) $t = 0.500$ ms; (d) $t = 1.400$ ms

图 8.6 破片先于冲击波作用时组织器官的应力响应曲线

（a）骨骼应力；（b）内脏器官应力

根据图 8.5（a），当人体躯干首先受到破片的损伤作用时（0 ~ 0.2 ms），破片于 0.002 ms 时击入人体躯干，产生了一个非常小的伤道（图中圆圈所示），人体躯干损伤变形情况与破片单独作用时相同。根据图 8.5（b），随着破片对人体躯干的侵彻，人体躯干内的空腔不断扩大，并且空腔只出现在弹着点处的局部区域，故该区域的损伤最为严重。随后冲击波开始作用于人体躯干（0.2 ms ~），并且冲击波刚开始作用时的能量最大。因此，破片先作用时，冲击波对空腔的扩张效应的影响非常明显，其损伤效应要大于冲击波先作用而破片后作用时的损伤。根据图 8.5（c），由于冲击波在人体躯干中的传播以及对人体躯干的挤压作用，弹着点外的区域开始出现凹陷变形，并不断从人体躯干正面向背面扩展。根据图 8.5（d），破片最终击入心脏。

8.2.3 冲击波和破片同时作用对人体躯干损伤程度的影响

当冲击波和破片同时作用于人体躯干时，人体躯干的损伤变形情况和力学响应曲线如图 8.7 和图 8.8 所示。同时，将组织器官的力学响应参数列于表 8.2。

根据图 8.7，当人体躯干同时受到冲击波和破片的损伤作用时，心脏被破片击穿，整个人体躯干均产生了凹陷变形，并且在破片弹着点处的局部区域出现空腔，损伤变形情况表现为冲击波与破片单独作用时的耦合。当人体躯干刚受到冲击波的损伤作用时，冲击波能量最大，由于破片已经

图8.7　破片先于冲击波作用时人体躯干的损伤过程

（a）$t = 0.002$ ms；（b）$t = 0.2$ ms；（c）$t = 0.5$ ms；（d）$t = 1.4$ ms

对人体躯干造成了较大的空腔，进入到空腔内的冲击波对空腔的扩张效应非常明显，其损伤效应要大于冲击波先作用而破片后作用时的损伤。因此，在不同冲击波和破片作用次序下，人体损伤情况具有显著的差异性。

另外，根据不同冲击波和破片作用次序下人体躯干的损伤变形过程，可以得到：冲击波和破片联合损伤作用下，人体损伤加重的区域主要位于破片弹着点处的局部区域，而远弹着点处的组织器官损伤情况主要由冲击波决定，受破片的影响较小。

图 8.8　冲击波和破片同时作用时组织器官的应力响应曲线

（a）骨骼应力；（b）内脏器官应力

8.3　不同冲击波和破片作用次序下人体损伤的比较

根据图 8.4、图 8.6 和图 8.8 所示的不同冲击波和破片作用次序下人体组织器官的力学响应曲线，将各组织器官的应力峰值列于表 8.2 中。

表 8.2　不同冲击波和破片作用次序下人体组织器官的力学响应参数

损伤类型	力学参数	胸骨	肋骨	肋软骨	心脏	肺脏	肝脏
冲击波先作用	应力峰值	10.69 GPa	137.30 MPa	1.36 MPa	333.63 kPa	69.61 kPa	21.68 kPa
破片先作用		10.49 GPa	137.39 MPa	1.39 MPa	243.81 kPa	68.72 kPa	21.57 kPa
同时作用		10.32 GPa	137.40 MPa	1.38 MPa	332.82 kPa	68.10 kPa	21.54 kPa

通过对比表 8.2 中不同冲击波和破片作用次序下人体组织器官的力学响应参数，可以看出：冲击波和破片作用次序会影响人体组织器官的力学响应参数，从而影响到人体的损伤情况，但影响程度并不明显。

如果从心脏应力进行考虑，则冲击波先作用时的人体损伤最严重，冲击波和破片同时作用的人体损伤次之，而破片先作用的人体损伤最轻。如果从冲击波对空腔扩张效应的影响看，破片先作用时的人体损伤最严重，冲击波和破片同时作用时的人体损伤次之，而冲击波先作用时的人体损伤最轻。两种结论的差异性是由冲击波和破片能量作用方式的不同以及人体组织器官力学性能、组织结构和空间位置的复杂性所造成的，在以往的结构毁伤研究中，也存在这样的矛盾。

8.4　冲击波及破片单独损伤与联合损伤的比较

通过比较冲击波及破片单独损伤与联合损伤下人体组织器官的力学响应参数，可以发现冲击波单独作用、破片单独作用以及冲击波和破片联合作用下，人体组织器官的损伤效应具有非常显著的差异性。

破片弹着点和冲击波最先作用位置（冲击点）均位于心脏附近，通过对表 8.3 所示数据进行对比分析可以发现，破片对近弹着点的组织器官的损伤要远大于冲击波的损伤，而破片对远弹着点的组织器官的损伤要小于冲击波的损伤。如胸骨是距破片弹着点和冲击波冲击点最近的组织器官，破片损伤下的胸骨应力高于冲击波损伤；肝脏是距破片弹着点和冲击波冲击点最远的组织器官，破片损伤下的肝脏应力低于冲击波损伤。这种现象是由冲击波和破片能量作用方式的不同造成的。

表 8.3　冲击波及破片单独损伤与联合损伤下各组织器官的力学响应参数的比较

损伤类型	力学参数	胸骨	肋骨	肋软骨	心脏	肺脏	肝脏
冲击波损伤	应力峰值	123.91 MPa	86.12 MPa	1.07 MPa	124.06 kPa	45.22 kPa	16.68 kPa
破片损伤		9.58 GPa	33.71 MPa	0.29 MPa	204.82 kPa	19.92 kPa	2.22 kPa
联合损伤		10.32 GPa	137.40 MPa	1.38 MPa	332.82 kPa	29.61 kPa	21.54 kPa

冲击波对人体的损伤形式主要表现为人体组织器官的挤压损伤，球形 TNT 装药爆炸产生的球形冲击波会以波阵面的形式作用于人体躯干，其作用面积较大。虽然人体躯干各部位受到的冲击波能量各不相同，但冲击波

能量会作用于整个人体躯干，从而对整个人体躯干组织器官均具有明显的损伤效应。破片对人体的损伤形式主要表现为人体组织器官的瞬时空腔，破片以单点形式作用于人体躯干，损伤能量集中在破片命中区域，其作用面积较小，故破片只对其命中部位的组织器官具有明显的致伤效应，而对远弹着点的组织器官的致伤效应较小。因此，冲击波和破片对人体躯干的损伤机理表现出很大的差异性。

　　由于冲击波和破片损伤机理的差异性，在冲击波和破片的联合损伤下，人体损伤形式和损伤机理更为复杂，与冲击波和破片单独损伤作用时的人体躯干损伤效应有着非常明显的区别。通过对比表 8.3 中冲击波及破片单独损伤与联合损伤下人体组织器官力学响应参数，可以看出：冲击波和破片联合损伤作用下人体组织器官的力学响应参数要大于冲击波和破片的单独损伤，且大于冲击波和破片单独损伤之和，联合损伤效果也并不等于冲击波和破片单独损伤效果的简单叠加。如冲击波单独损伤时的心脏应力为 124.06 kPa，破片单独损伤时的心脏应力为 204.82 kPa，冲击波和破片单独损伤时的心脏应力之和为 328.88 kPa，而冲击波和破片联合损伤时的心脏应力为 332.82 kPa。

第 9 章

爆炸对人体损伤的防护

爆炸会对人体造成损伤，为了防止或减轻损伤要采取合理的防护，本章主要研究个人防护。爆炸对人体的主要损伤为冲击波损伤和破片损伤，对不同的损伤采用不同的防护方法，对冲击波防护采用防爆服，破片防护采用防弹衣。本章主要从防爆服对冲击波的衰减规律、人体躯干穿防爆服时组织器官的力学响应、防爆服后钝性损伤的产生机制等方面研究冲击波的防护；从复合防弹结构的防弹性能及防弹机理、有防弹结构防护时组织器官的力学响应、防弹后钝性损伤的产生机制等方面研究破片的防护。

9.1　防爆服后钝性损伤

防爆服通常是由多层高性能软质纤维复合而成的，外层材料采用环保无毒的高强涂层面料，各防护层部件的耐高温性能、耐刺穿性能、抗冲击性能、能量吸收性能以及阻燃性能均满足相关规范标准。国际上比较通用的防爆服结构如图 9.1 所示。本书将防爆服模型简化为防冲击层，只建立人体躯干部分的防爆服模型，并以超高分子量聚乙烯纤维（UHMWPE）为防爆材料。

软质防爆服对冲击波的防护机理主要体现在纤维拉伸和剪切作用下产生的大变形，从而达到吸收冲击波能量的目的，同时将冲击波的能量分散开，以提高软质防爆服对冲击波能量的衰减能力，但软质防爆服大变形的后果则是对人体造成较大的钝性损伤。另外，冲击波也会通过软质防爆服的孔隙传播到防爆服后，从而对人体造成一定程度的损伤。

图 9.1　防爆服结构层次示意图

9.1.1　防爆服后钝性损伤模型

　　防爆服后钝性损伤模型需要在人体躯干外添加软质防爆服模型，软质防爆服与人体之间的接触方式为面面侵蚀接触（＊CONTACT_ERODING_SURFACE_TO_SURFACE），其他设置均与冲击波损伤模型相同。TNT 装药质量为 0.5 kg，爆距为 0.768 5 m，为分析软质防爆服与人体躯干之间的空气间隙对人体躯干损伤程度的影响，空气间隙分别设置为 0 和 5 mm。防爆服后钝性损伤模型如图 9.2 所示，由软质防爆服模型、人体躯干模型、冲击波生成域和空气域四部分组成。

图 9.2　防爆服后钝性损伤模型

　　当研究软质防爆服对冲击波能量的衰减能力以及对人体躯干的冲击作用时，需要监测软质防爆服后的透射冲击波以及人体组织器官的力学响应。由于不必考虑透射冲击波对人体躯干的损伤作用，故只在软质防爆服与空气之间进行流固耦合，并通过定义软质防爆服与人体躯干的接触来模拟软质防爆服对人体躯干的冲击作用。当研究软质防爆服对人体躯干的钝性损伤过程时，需要考虑透射冲击波和软质防爆服对人体躯干的共同作用，故必须在软质防爆服、人体躯干与空气之间进行流固耦合，并定义软质防爆服与人体躯干之间的接触。

　　软质防爆服属于层合结构，层与层之间相互粘接。基于＊SECTION_SHELL 和＊INTEGRATION_SHELL 关键字将软质防爆服模型建模为 SHELL 单元。基于＊SECTION_SHELL 关键字设置 SHELL 单元的厚度（即软质防爆服总厚度），以及沿厚度方向的积分点数量（即软质防爆服的层数）。基于 * INTEGRATION_SHELL 关键字设置各积分点的 Normalized 坐标、各层厚度和材料。软质防爆服模型的建模方法如图 9.3 ~ 图 9.5 所示。

图 9.3　防爆服模型结构示意图

图 9.4　防爆服模型属性、层数及总厚度的定义

图 9.5　防爆服模型各层厚度及材料参数的设置

软质防爆服模型由 75 层 UHMWPE 纤维复合而成，单层厚度为

0.2 mm，总厚度为 15 mm，总重量（总质量）为 8.81 kg。采用 * MAT_COMPOSITE_DAMAGE 复合材料模型和 Chang – Chang 准则对 UHMWPE 进行描述，其破坏强度与材料性能、受载后的应力状态及应变状态有关。Chang – Chang 准则是以应力失效准则为基础的，根据材料拉伸和压缩产生的不同失效准则，将纤维和基体两者失效再细分为拉伸和压缩失效，材料参数如表 9.1 所示。

表 9.1 UHMWPE 材料参数

E_a /GPa	杨氏模量		泊松比			剪切模量		
	E_b/GPa	E_c/GPa	v_{ba}	v_{ca}	v_{cb}	G_{ab} /GPa	G_{bc} /GPa	G_{ca} /GPa
40.6	40.6	2.6	0.008	0.044	0.044	1.75	1.6	1.6
密度	失效材料体积模量	剪切强度	纵向拉伸强度	横向拉伸强度	横向压缩强度	法向拉伸强度	横向剪切强度	
ρ /(g·cm^{-3})	KFAIL /GPa	S_c /GPa	X_t /GPa	Y_t /GPa	Y_c /GPa	SN /GPa	S_{yz} /GPa	S_{zx} /GPa
0.97	2.2	0.5	3.6	3.6	3.0	0.9	0.9	0.9

9.1.2 软质防爆服的防爆性能

图 9.6 为软质防爆服前后的冲击波压力和冲量曲线。根据软质防爆服前后的冲击波超压峰值和冲量峰值，基于冲击波压力和冲量梯度判定软质防爆服的防爆性能。

根据图 9.6，软质防爆服前的入射冲击波超压峰值为 1 000.68 kPa、冲量峰值为 143.01 kPa·ms、平均速度为 1 930.95 m/s，而软质防爆服后的透射冲击波超压峰值为 100.69 kPa、冲量峰值为 10.60 kPa·ms，因此，软质防爆服对冲击波压力和冲量的衰减率分别为 89.94% 和 92.59%。单从冲击波压力和冲量的角度看，基于超压准则和 Bowen 损伤曲线得到无软质防爆服防护时的人体损伤概率分别为 50% 和 99%，而有软质防爆服防护时的损伤概率分别为 0 和 0，因此，软质防爆服可以有效降低冲击波能量。

图9.6 软质防爆服前后入射冲击波与透射冲击波的比较

（a）冲击波压力；（b）冲击波冲量

9.1.3 冲击波对人体躯干的钝性冲击过程

尽管透射冲击波对人体躯干的损伤较小，但软质防爆服产生了较大的变形，人体躯干仍会出现严重的防爆服后损伤，称为后钝性损伤。图9.7显示了软质防爆服的变形情况。

图9.7 不同时刻软质防爆服的变形情况

（a）$t=0.4$ ms；（b）$t=0.5$ ms

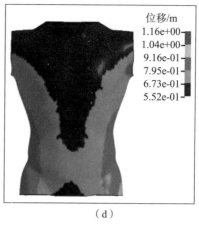

图 9.7　不同时刻软质防爆服的变形情况（续）

（c）$t = 1.0$ ms；（d）$t = 1.5$ ms

根据图 9.7，冲击波作用于软质防爆服后，软质防爆服产生了较大位移，其位移分布是不均匀的，并且最大位移要大于空气间隙。因此，软质防爆服会对人体躯干产生强烈的冲击作用，并将部分能量传递给人体躯干，从而造成人体躯干的损伤。

在冲击波强烈的冲击作用下，软质防爆服与人体躯干之间的间隙内的空气形成的高压也是造成防爆服后钝性损伤的重要原因，但本书只对该空气压力进行定性分析，主要考虑到：①软质防爆服与人体躯干之间的空气间隙很小，需要对这部分空气网格进行细化，会极大降低计算速度；②空气网格采用 ALE 算法，不会产生位移，而软质防爆服和人体躯干网格采用 Lagrange 算法，在冲击波的作用下会产生位移，则软质防爆服和人体躯干之间的间隙位置和尺寸是不断变化的，即：软质防爆服未作用于人体躯干前，间隙内的空气单元位于软质防爆服后方，而软质防爆服作用于人体躯干后，间隙内的空气单元位于软质防爆服前方，因此，该空气单元的压力既包括间隙内的空气压力，也包括软质防爆服前的冲击波压力，从而造成间隙内的空气压力难以准确测量。

根据理想气体状态方程 $pV = nRT$，当气体物质的量 n、气体常量 R 和气体温度 T 一定时，气体压力 p 随气体体积 V 的减小而增大。由于入射冲击波压力较高、传播速度较快，当软质防爆服受到冲击波的作用后，软质防爆服与人体躯干之间的间隙内的空气会受到强烈的压缩作用，导致间隙内的空气体积急剧减小，而空气压力急剧升高。同时，软质防爆服和人体躯干对透射冲击波的反射也会导致间隙内空气压力的升高。

9.2　有无防爆服人体躯干组织器官的力学响应

图9.8和表9.2分别显示了有无软质防爆服防护情况下人体组织器官的力学响应曲线和力学响应参数。

图9.8　0.5 kg TNT 下的组织器官力学响应

（a）肝脏应力；（b）心脏应力；（c）肺脏应力；（d）胸骨应力

图 9.8　0.5 kg TNT 下的组织器官力学响应（续）

（e）肋骨应力；（f）肋软骨应力；（g）胸骨速度；（h）肋骨速度；（i）肋软骨速度

表 9.2　冲击波直接损伤和钝性损伤下各组织器官的力学响应参数

损伤类型	空气间隙/mm	力学参数	胸骨	肋骨	肋软骨	心脏	肺脏	肝脏
直接	—	应力峰值/kPa	123 912.25	86 122.57	1 074.68	124.06	45.22	16.68
	0		117 492.20	65 459.67	606.68	106.39	40.35	12.11
钝性	5		155 877.76	137 542.63	2 494.17	135.36	53.76	25.19
直接	—	最大速度/(m·s⁻¹)	4.73	3.26	10.34	2.00	2.00	2.70
	0		2.47	1.44	4.72	1.29	1.22	1.54
钝性	5		5.11	3.36	10.89	1.39	1.45	1.70

通过对比表 9.2 中人体躯干有无软质防爆服防护情况下组织器官的力学响应参数，可以得到：当软质防爆服与人体躯干之间存在空气间隙时，冲击波钝性损伤下的人体组织器官力学响应参数大于冲击波的直接损伤；当软质防爆服与人体躯干之间无空气间隙时，冲击波钝性损伤下的人体组织器官力学响应参数小于冲击波的直接损伤，这与 Thom 得到的研究结论吻合。这种现象是由软质防爆服与人体躯干之间的空气受到强烈压缩作用后产生的高压，以及软质防爆服对人体躯干产生的强烈的冲击作用而造成的。根据 Axelsson 损伤模型，人体躯干无软质防爆服防护时的损伤概率为30%，有软质防爆服防护时，空气间隙为 0 和 5 mm 对应的人体损伤概率为 30% 和 1%。总的来说，从软质防爆服对冲击波能量衰减的角度看，软质防爆服可以有效降低冲击波对人体的损伤。从有软质防爆服防护时人体组织器官力学响应来看，如果软质防爆服与人体之间存在空气间隙，则软质防爆服不仅不会降低冲击波对人体的损伤，反而对人体损伤具有加重效应；如果软质防爆服与人体之间不存在空气间隙，则软质防爆服可以有效降低冲击波对人体的损伤。然而，在实际应用中，防爆服与人体之间是存在空气间隙的，因此，软质防爆服的使用必然会加重人体的钝性损伤。

Thom 重点研究了空气间隙对人体损伤的影响，以及不同厚度 Kevlar 防爆纤维对人体躯干全防护（对整个人体躯干进行防护）和半防护（只在人体躯干正对爆源面进行防护）下肺脏的损伤情况。其研究结果表明：人体与 Kevlar 防爆纤维之间存在 10 mm 空气间隙时的人体损伤程度要大于人体无软质防爆服防护时的损伤程度；厚度较小的软质防爆服不仅不会降低冲击波对肺脏的损伤，反而会加重肺损伤，虽然厚度较大的软质防爆服可

以降低肺损伤，但降低的效果并不明显，且软质防爆服厚度的增大会增加
其重量，从而降低穿着的舒适性。同时，他还发现人体躯干全防护情况下
的肺损伤要大于半防护情况。因此，本书得到的研究结论是可靠的。

　　通过分析防爆服后钝性损伤的产生机制，可以获得降低防爆服后钝性
损伤的措施，即：

　　（1）如果要降低防爆服变形所造成的防爆服后钝性损伤，可以采用不
易变形的防爆材料或防爆结构，或者在防爆服与人体躯干之间添加缓冲层
以削弱防爆服对人体躯干的冲击作用。

　　（2）如果要降低防爆服与人体躯干之间的间隙内的高压空气所造成的
防爆服后钝性损伤，可以对间隙内的空气进行泄压处理，如：①在保证透
射冲击波压力和冲量不显著增大的情况下，对防爆服进行适当的打孔，使
压力可以由孔卸载出去；②对人体进行半防护，即只在人体正对爆源面进
行防护，使压力能够快速释放掉。

9.3　防弹衣后钝性损伤

　　以多层铝合金（$AlSi_{10}Mg$）和热塑性聚氨酯弹性体橡胶（TPU）复合
而成的防弹结构为研究对象，对手枪弹钝性冲击作用下，人体躯干的力学
响应过程进行数值模拟研究，并分析泡沫聚乙烯（EPE）缓冲层厚度对防
弹结构后钝性损伤的影响。

9.3.1　防弹衣后钝性损伤模型

　　防弹衣后钝性损伤模型与破片损伤
模型基本一样，只用在人体躯干模型外
加上防弹结构模型，如图9.9所示。手
枪弹弹着点位于心脏正前方的胸骨中心
处，并且只建立部分复合防弹结构模型，
对人体躯干前表面进行防护，其表面形

图9.9　防弹衣后钝性损伤模型

状与人体躯干相同，紧贴于人体躯干。

防弹结构由 5 层 $AlSi_{10}Mg$ 和 5 层 TPU 进行"硬 – 软 – 硬"复合（铝合金 + TPU + 铝合金）而成，总厚度为 12 mm，除 $AlSi_{10}Mg$ 面板厚度为 3 mm 外，其余各层厚度均为 1 mm，防护面积为 0.11 m^2，面密度为 2.37 g/cm^2。防弹结构复合方式如图 9.10 所示。

图 9.10　防弹结构的复合方式

同时，为研究 EPE 缓冲层对防弹衣后钝性损伤的影响，在人体躯干与复合防弹结构之间加 EPE，用于削弱复合防弹结构对人体躯干的冲击作用。复合防弹结构和 EPE 建模为六面体单元并采用 Lagrange 算法，对手枪弹弹着点处的复合防弹结构和 EPE 网格进行局部加密，加密网格尺寸为 0.5 mm，其余网格尺寸为 2 mm。

钢被甲与铅芯，手枪弹与复合防弹结构、EPE、人体躯干之间采用面面侵蚀接触 * CONTACT_ERODING_SURFACE_TO_SURFACE；$AlSi_{10}Mg$ 及 TPU 与人体躯干之间采用自动面面接触 * CONTACT _ AUTOMATIC _ SURFACE_TO_SURFACE；$AlSi_{10}Mg$、TPU 和 EPE 之间采用固连面面接触 * CONTACT_TIED_SURFACE_TO_SURFACE。为防止应力波影响计算结果，将复合防弹结构和 EPE 的边界设置为非反射边界。

$AlSi_{10}Mg$ 采用弹塑性材料模型 * MAT_PLASTIC_KINEMATIC，材料参数如表 9.3 所示。TPU 采用 * MAT_BLATZ – KO_RUBBER 材料模型，材料参数如表 9.4 所示。EPE 采用 * MAT_LOW_DENSITY_FOAM 材料模型，材料参数如表 9.5 所示。

表 9.3　$AlSi_{10}Mg$ 合金的材料参数

密度 $\rho/(g \cdot cm^{-3})$	杨氏模量 E/MPa	泊松比 ν	屈服应力 σ_y/MPa	切线模量 E_t/MPa	硬化指数 β	应变率常数		失效应变 f_s
						C	P	
2.65	70	0.32	251	1 350	0.7	6 000	4	0.77

表 9.4　TPU 的材料参数

密度 $\rho/(g \cdot cm^{-3})$	剪切模量 E/MPa
1.2	180

表 9.5　EPE 的材料参数

密度 $\rho/(g \cdot cm^{-3})$	杨氏模量 E/MPa	泊松比 ν	应力 – 应变曲线
0.024	3.0	0.01	图 9.11

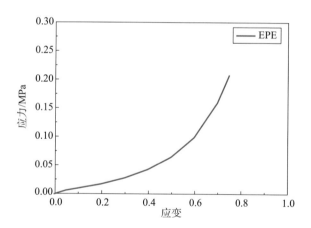

图 9.11　EPE 的应力 – 应变曲线

9.3.2　复合防弹结构的防弹性能

假设手枪弹以 515 m/s 的初速度射击人体躯干。图 9.12 为手枪弹对复合防弹结构的冲击过程，图 9.13 为手枪弹速度，以及复合防弹结构和人体躯干总能量变化曲线。

图 9.12　手枪弹对复合防弹结构的冲击过程

图 9.13　复合防弹结构的防弹性能

（a）手枪弹速度变化曲线；（b）复合防弹结构和人体躯干能量变化曲线

根据图 9.12 和图 9.13，手枪弹正向运动速度于 68 μs 时衰减为 0，随后开始进行反向运动，最大反向运动速度为 60.74 m/s。产生反向运动的原因是由于 TPU 属于弹性体橡胶，且皮肤和肌肉也具有弹性。当手枪弹速度衰减为 0 后，受压缩的 TPU、皮肤和肌肉会回弹，从而将部分能量传递给手枪弹，使手枪弹获得动能而进行反向运动。

复合防弹结构吸收的最大总能量为 208.00 J，而人体躯干吸收的最大总能量为 37.02 J。复合防弹结构吸收的能量要比人体躯干吸收的能量大得多。一方面是复合防弹结构受到手枪弹的直接射击，承受了大部分的手枪弹能量，相反，人体未受到手枪弹的直接射击，吸收的能量较小；另一方面是由于复合防弹结构背板为 TPU，可以起到缓冲作用，从而削弱了复合防弹结构对人体躯干的冲击作用，因此，复合防弹结构吸收了较多的能量，而传递较少的能量给人体躯干，起到了防护作用。

防弹结构主要是通过自身的变形或碎裂来吸收手枪弹的部分动能，并将其转化为自身内能和动能。由图 9.12 可以看到，在手枪弹的冲击作用下，复合防弹结构产生变形并凹陷，甚至碎裂，其中 $AlSi_{10}Mg$ 主要以碎裂为主，而 TPU 则以压缩变形为主。

数值模拟结果表明：复合防弹结构未被手枪弹击穿，且皮肤的最大凹陷深度为 4.98 mm，小于标准规定的 25 mm 或 44 mm，则复合防弹结构可以有效降低手枪弹的杀伤力，并保护人体躯干免受损伤。同时，可以发现皮肤凹陷深度较小，这是由于人体躯干对复合防弹结构起到的支撑作用，尤其是骨骼，其刚度、阻尼较大。

9.3.3 手枪弹对人体躯干的钝性冲击过程

尽管手枪弹未直接击中人体躯干，但手枪弹能量仍通过复合防弹结构传递给人体躯干，从而造成人体躯干组织器官的损伤。图 9.14 为人体躯干组织器官的力学响应。

（a）

图 9.14 不同组织器官的力学响应

（a）皮肤应力分布

（b）

（c）

图9.14　不同组织器官的力学响应（续）

（b）皮肤压力分布；（c）心脏应力分布

（d）

（e）

图 9.14　不同组织器官的力学响应（续）

（d）心脏压力分布；（e）肺脏应力分布

（f）

（g）

图 9.14　不同组织器官的力学响应（续）

（f）肺脏压力分布；（g）肝脏应力分布

（h）

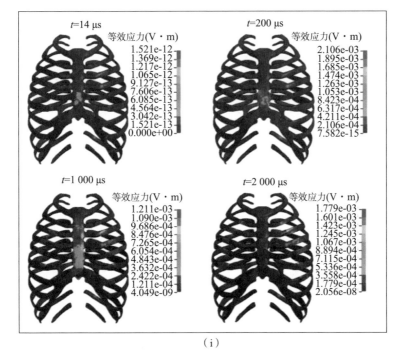

（i）

图 9.14　不同组织器官的力学响应（续）

（h）肝脏压力分布；（i）骨骼应力分布

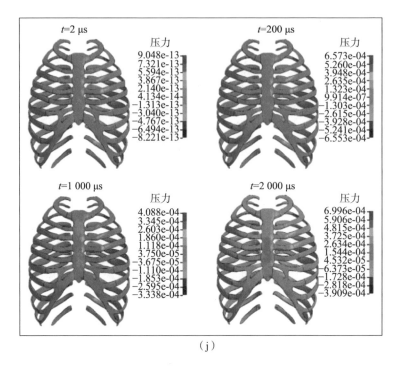

图 9.14 不同组织器官的力学响应（续）

（j）骨骼压力分布

根据图 9.14，应力首先出现在皮肤、骨骼、肺脏、心脏和肝脏前部，出现时间分别为 12 μs、14 μs、20 μs、34 μs、40 μs，因此不同组织器官的力学响应时间具有明显的差异性。弹着点处的皮肤最早出现应力且应力峰值最大，然后不断向弹着点四周传播，并通过肌肉逐渐传播到其他组织器官。随着应力波在组织器官中的传播，其能量将不断衰减，从而造成近弹着点的组织器官损伤最严重，而远弹着点的组织器官损伤最轻，如肺脏前部的最大应力为 12.79 kPa，而肺脏后部的最大应力为 1.95 kPa。肺脏应力波和压力波在 20 μs 时产生，于 200 μs、1 000 μs、2 000 μs 逐渐扩散至整个肺脏，体现了应力波和压力波由表及里、由近到远的传播规律。

对于同一组织器官，其应力波和压力波的传播规律也具有非常显著的差异。如 20 μs、200 μs、1 000 μs 和 2 000 μs 时，肺脏应力主要集中于肺脏前部，而压力在该时刻已经扩散至整个肺脏。同时，在 200 μs 时，肺脏应力均为正值，且最大值和最小值相差 6 个量级，而压力同时存在正值和负值，相差 2 个量级。这种现象是由应力和压力产生机制的不同所造成的，其本质区别是应力属于内力，而压力属于外力。当手枪弹射击带复合防弹结构的人体躯干时，部分手枪弹能量会以压力波的形式传递给组织器官，并在手枪弹前方形成高压冲击波，速度与组织器官中的声速相近，峰值可达到数十个大气压。因此，压力波的传播速度较快、影响范围较广。然而，应力只有在组织器官受到外力的作用产生变形后才能出现，其传播速度较慢、影响范围较小。

9.3.4　人体躯干组织器官的力学响应

选取组织器官距离弹着点最近的位置为测量点，获得骨骼和内脏器官的应力、压力、加速度和速度响应曲线，如图 9.15 和图 9.16 所示。

图 9.15　骨骼力学响应曲线

（a）骨骼应力；（b）骨骼压力；（c）骨骼加速度；（d）骨骼速度

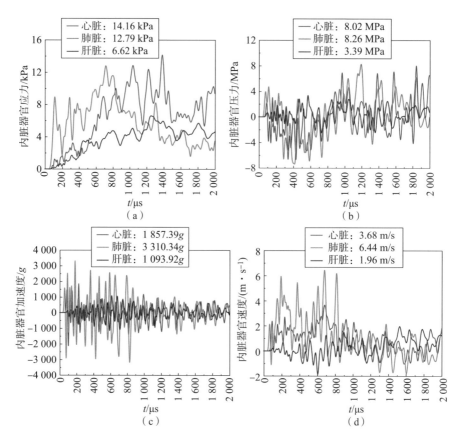

图 9.16　内脏器官力学响应曲线

（a）内脏器官应力；（b）内脏器官压力；（c）内脏器官加速度；（d）内脏器官速度

　　为直观比较手枪弹直接冲击和钝性冲击（无缓冲层）作用下，人体组织器官的损伤情况，将手枪弹直接损伤和钝性损伤下人体组织器官的应力和压力峰值，以及最大加速度和速度列于表9.6。

表 9.6　手枪弹直接损伤和钝性损伤（无缓冲层）下各器官的力学响应参数

损伤类型	力学参数	胸骨	肋骨	肋软骨	心脏	肺脏	肝脏
直接	应力峰值	11.29 GPa	51.45 MPa	0.75 MPa	227.47 kPa	70.81 kPa	6.13 kPa
钝性		72.27 MPa	25.43 MPa	0.33 MPa	14.16 kPa	12.79 kPa	6.62 kPa
直接	压力峰值	16.55 GPa	21.36 MPa	0.77 MPa	874.47 MPa	61.93 MPa	5.27 MPa
钝性		27.87 MPa	6.50 MPa	0.49 MPa	8.02 MPa	8.26 MPa	3.39 MPa

续表

损伤类型	力学参数	胸骨	肋骨	肋软骨	心脏	肺脏	肝脏
直接	最大加速度/g	213 806.35	29.87	1 477.45	40 377.25	925.63	172.82
钝性		4 488.23	472.38	15 308.48	1 857.39	3 310.34	1 093.92
直接	最大速度/($\text{m} \cdot \text{s}^{-1}$)	88.64	0.42	9.26	62.30	9.21	1.58
钝性		6.42	2.38	14.56	3.68	6.44	1.96

通过对比表 9.6 中手枪弹直接损伤和钝性损伤下人体躯干组织器官的力学响应参数，可以发现：①手枪弹直接损伤时胸骨和心脏应力、压力、加速度、速度均大于钝性损伤；②手枪弹直接损伤时肋骨和肋软骨的应力、压力均大于钝性损伤，而加速度和速度均小于钝性损伤；③手枪弹直接损伤时肺脏的应力、压力和速度均大于钝性损伤，而加速度要小于钝性损伤；④手枪弹直接损伤时肝脏的应力、加速度和速度均小于钝性损伤，而压力要大于钝性损伤。

由于人体结构和力学响应的复杂性，手枪弹直接损伤和钝性损伤下各组织器官的力学响应参数也并没有呈现出完全一致的变化趋势。如手枪弹直接损伤时胸骨应力、压力、加速度和速度要远大于手枪弹钝性损伤，而手枪弹直接损伤时肋骨应力和压力大于手枪弹钝性损伤，但加速度和速度却小于手枪弹钝性损伤。总的来说，在手枪弹的直接损伤作用下，近弹着点的组织器官的力学响应参数要远大于手枪弹钝性损伤，如胸骨和心脏均位于弹着点处，直接损伤时的压力峰值分别为 16.55 GPa 和 874.47 GPa，钝性损伤时的压力峰值分别为 27.87 MPa 和 8.02 MPa。然而，手枪弹直接损伤时远弹着点的组织器官的力学响应参数却要小于手枪弹钝性损伤，如肝脏距弹着点较远，直接损伤时的压力峰值为 5.27 GPa，钝性损伤时的压力峰值为 27.87 MPa。这是由手枪弹对人体躯干的直接损伤和钝性损伤机理的不同所造成的。

手枪弹对人体躯干的直接损伤主要表现为手枪弹的贯通伤、瞬时空腔的扩张与收缩以及压力波致伤效应，其损伤部位集中于人体躯干受破片击中的区域，故人体躯干损伤最严重的区域主要发生在弹着点和空腔附近，且该区域的力学响应参数最大，而远弹着点的组织器官的损伤非常小。手枪弹对人体躯干的钝性损伤则表现为复合防弹结构对人体躯干的冲击以及传递给人体躯干的能量，并且复合防弹结构可以分散手枪弹的能量，使手枪弹能量不会过度集中于某一区域。因此，在手枪弹的钝性冲击下，远弹着点的组织器官的损伤程度要大于手枪弹直接损伤，而近弹着点的组织器官的损伤要小于手枪弹直接损伤。

由手枪弹的直接损伤和钝性损伤机理的差异性可以发现，人体穿防弹衣的致命损伤概率可能要大于不穿防弹衣的情况。对于无防弹衣防护的人员，如果手枪弹只击中人体非关键器官，且关键器官离弹着点较远，则人体关键器官不会受到太大的损伤，人体出现致命损伤的概率就很低。对于有防弹衣防护的人员，即使手枪弹只是间接击中了人体非关键器官，且关键器官离弹着点较远，但仍有较多的能量传递到人体关键器官，从而导致人体关键器官会受到较为严重的损伤，人体出现致命损伤的概率也就很高。总的来说，从心脏是否被击穿以及人体躯干力学响应参数的角度看，复合防弹结构可以有效降低手枪弹对人体的杀伤力。

根据表9.6中的应力峰值，骨骼应力为 MPa 级，而内脏器官应力为 kPa 级，故骨骼受到的应力远大于内脏器官，这是因为骨骼的硬度和刚度远大于软组织，并承受了大部分能量。由于胸骨距弹着点最近，其次是肋软骨、肋骨，因此胸骨的应力（72.27 MPa）和压力（27.87 MPa）要大于肋软骨（0.33 MPa、0.49 MPa）和肋骨（25.43 MPa、6.50 MPa）。同时，肋软骨材质较软，受到的压力和应力又小于肋骨。根据文献［3］提出的胸骨骨折应力阈值为75~137 MPa，则手枪弹钝性冲击不会造成胸骨骨折。

在手枪弹的冲击作用下，肺泡内的空气会受到周围组织器官强烈的压缩作用而导致肺泡内压力的迅速增大，从而出现肺泡破裂和呼吸困难等现象。由于肺脏紧挨着骨骼系统，且距弹着点最近，则肺脏受到的应力和压力最大。相对于肺脏，心脏位于两叶肺之间且距离弹着点较远，在骨骼和肺脏的保护下，其应力及压力较小，则损伤程度也较小。当心脏受到的冲击能量过大时，心脏也会产生钝性破裂，从而造成严重损伤甚至死亡，并且心脏内血压也会受到冲击作用的影响而迅速增大，从而出现心脏出血等现象。由于肝脏距离弹着点最远，故受到的应力和压力最小，其应力峰值为6.62 kPa，根据文献［3］提到肝脏破裂的应力阈值为127~192 kPa，则手枪弹钝性冲击作用下，肝脏不会出现破裂。

Axelsson 认为爆炸冲击波对人体躯干的损伤是由于人体躯干受到冲击

波的作用时，胸壁会产生一定的向内运动速度，并压缩肺脏，从而造成严重的肺损伤，因此提出了爆炸冲击波损伤模型，以胸壁最大向内运动速度为评价标准。防弹结构后钝性损伤的实质正是由于防弹结构受到手枪弹的射击后而对人体躯干产生一定的钝性冲击作用，致使胸壁产生向内运动速度，并压缩肺脏、心脏等胸部组织器官，从而造成一定程度的损伤，因此，可以将 Axelsson 损伤模型作为防弹结构后钝性损伤的主要评价指标。选取弹着点处的胸骨作为胸壁运动速度点，得到胸骨最大向内运动速度为 6.42 m/s，则防弹结构会对人体躯干造成轻伤 – 中伤。另外，肋骨、肋软骨、心脏、肺脏和肝脏最大速度的不同，分别为 2.38 m/s、14.56 m/s、3.68 m/s、6.44 m/s、1.96 m/s，也会造成组织器官接触面上的损伤。

根据 GA 141—2010《警用防弹衣》和 NIJ 0101.06《Ballistic Resistance of Body Armor》标准，皮肤的最大凹陷深度远小于标准规定的凹陷深度，故手枪弹不会对人体躯干造成损伤，但基于 Axelsson 损伤模型评价得到的人体损伤等级为轻伤 – 中伤。两种评价结论是明显不同的，主要是因为《警用防弹衣》和《Ballistic Resistance of Body Armor》标准只考虑了皮肤的凹陷深度，而没有考虑人体组织器官的力学响应。因此，现有防弹衣性能评价标准并不能准确评价防弹衣对人体的防护效果。

防弹结构后钝性损伤的产生机制，一方面与手枪弹冲击作用下防弹结构的瞬时变形对人体强烈的压缩作用而产生的压力波以及剪切力有关，另一方面与手枪弹和防弹结构传递给人体的能量有关。压力波能够对弹着点附近的组织器官形成冲击伤，并且可以通过血液、椎骨和皮下组织等途径传递到颅脑，造成远达脑损伤，而剪切力可以导致组织器官的挫裂伤。

除了压力波和剪切力外，防弹衣后瞬时形变产生的加速度也是导致防弹衣后钝性损伤的重要原因。根据牛顿第二定律，当组织器官质量一定时，加速度峰值越大，则组织器官受到的作用力越大，人体躯干损伤程度也就越大，故骨骼系统中软骨的损伤程度最大，内脏器官中肺脏的损伤程度最大。当人体组织器官受到的加速度超过人体损伤的加速度阈值时，就可能造成内脏、血液产生位移，从而导致组织器官接触面上产生拉伸、撕裂。随着手枪弹侵彻过程的结束，组织器官加速度逐渐趋于零并保持稳定。

将本书的数值模拟结果与 Roberts 的研究数据进行对比分析后，可以看出本书结果与 Roberts 的研究数据存在较大的差异性。如本书得到的心脏和肝脏距弹着点最近位置的压力峰值分别为 8.02 MPa、3.39 MPa，而 Roberts

得到的心脏和肝脏前部中心点的压力峰值分别为 0.743 MPa 和 0.130 MPa，故本书得到的结果要大于 Roberts 的结果，从而能够发现防弹衣后钝性损伤是受多种因素影响的，主要包括：①手枪弹类型和初速度的影响：Roberts 的研究表明组织器官的压力峰值随手枪弹速度的增大而增大；②防弹衣的结构特征、材料和厚度的影响：Roberts 采用的 Kevlar 软质防弹衣本身就能起到一定的缓冲作用，从而降低了组织器官的压力峰值；③测量点位置的影响：Roberts 选取组织器官前部中心点进行测量，但该点可能并不是距弹着点最近的点，如肝脏距弹着点最近的部位位于下腔静脉附近，而肝脏前部中心点距下腔静脉 4 cm 左右，从而导致组织器官压力偏小；④人体模型结构特征的影响：对于体重较大的人体躯干模型，皮肤和肌肉较厚，可以起到较好的缓冲作用，从而减小手枪弹对人体组织器官的损伤。

9.4 缓冲层对防弹衣后钝性损伤的影响

缓冲层的主要作用是削弱复合防弹结构对人体躯干组织器官的钝性冲击作用，降低复合防弹结构对人体躯干造成的后钝性损伤。在实际应用中，常采用 EPE 等低密度泡沫材料作为缓冲层，其厚度有合理的取值范围，一般为 1～10 mm。缓冲层过薄，起不到保护人体躯干的作用，而过厚又会增加防弹结构的重量。选取厚度为 1.0 mm、2.5 mm 和 5.0 mm 的 EPE 缓冲层研究缓冲层对人体躯干组织器官力学响应的影响，如表 9.7 和图 9.17 所示。

表 9.7 不同缓冲层厚度下各器官力学响应参数的比较

	EPE 厚度 /mm	胸骨	肋骨	肋软骨	肺脏	心脏	肝脏
应力峰值 /kPa	0	72 270.70	25 432.80	333.40	12.79	14.16	6.62
	1.0	29 951.90	3 068.76	145.34	4.53	1.35	0.61
	2.5	10 159.20	706.97	37.08	1.40	0.28	0.13
	5.0	664.16	202.27	2.34	0.14	0.09	0.05

续表

	EPE 厚度/mm	胸骨	肋骨	肋软骨	肺脏	心脏	肝脏
压力峰值/kPa	0	27 869.86	6 504.23	489.44	8 257.19	8 022.26	3 386.30
	1.0	11 979.00	1 254.64	159.69	4 389.46	3 509.66	1 287.32
	2.5	4 069.20	253.82	43.03	1 627.90	1 022.83	215.39
	5.0	235.03	51.67	4.56	66.88	41.10	26.24
最大加速度/g	0	4 488.23	472.38	15 308.50	3 310.34	1 857.39	1 093.92
	1.0	2 884.34	234.53	1 1231.60	2 268.53	1 403.04	356.75
	2.5	921.19	69.47	3 919.60	482.89	374.22	89.94
	5.0	47.85	3.04	172.22	25.38	16.13	5.53
最大速度/(m·s⁻¹)	0	6.42	2.38	14.56	6.44	3.68	1.96
	1.0	3.94	0.18	8.80	2.92	1.51	0.39
	2.5	1.23	0.05	3.06	0.68	0.46	0.14
	5.0	0.04	0.005	1.94	0.05	0.04	0.009

图 9.17　缓冲层厚度对组织器官力学响应的影响

（a）峰值应力；（b）峰值压力

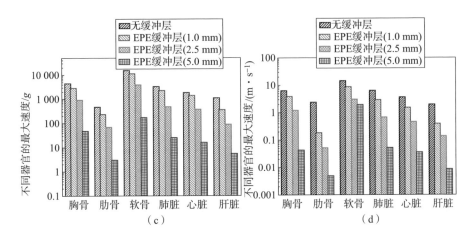

图9.17 缓冲层厚度对组织器官力学响应的影响（续）

（c）最大加速度；（d）最大速度

由数值模拟得到厚度为1.0 mm、2.5 mm和5.0 mm的EPE缓冲层对应的胸骨应力分别为29.95 MPa、10.16 MPa、0.66 MPa，肝脏应力分别为0.61 kPa、0.13 kPa、0.05 kPa，胸骨速度分别为3.94 m/s、1.23 m/s、0.04 m/s。根据胸骨和肝脏损伤应力阈值，添加缓冲层后不会造成胸骨骨折和肝脏破裂。根据Axelsson损伤准则，缓冲层厚度为1.0 mm时，会造成微伤－轻伤，而缓冲层厚度为2.5 mm和5.0 mm时不会造成防弹衣后钝性损伤。由此可以得出，缓冲层能显著降低防弹结构保护下手枪弹对人体躯干造成的钝性损伤，并且降低程度与缓冲层厚度有关。因此，选择合适的缓冲层对于降低防弹衣后钝性损伤具有非常重要的意义。虽然缓冲层在一定程度上可以减小防弹衣后钝性损伤，却难以完全消除。

参 考 文 献

［1］ 杨秀敏. 爆炸冲击现象数值模拟［M］. 合肥：中国科学技术大学出版社，2010.

［2］ 门建兵，蒋建伟，王树有. 爆炸冲击数值模拟技术基础［M］. 北京：北京理工大学出版社，2015.

［3］ 刘荫秋，保荣本，田惠民，等. 创伤弹道学概论［M］. 北京：新时代出版社，1985.

［4］ 北京工业大学八系《爆炸及其作用》编写组. 爆炸及其作用（上，下）［M］. 北京：国防工业出版社，1979.

［5］ 罗兴柏，张玉玲，丁玉奎. 爆炸及其防护简明教程［M］. 北京：国防工业出版社，2016.

［6］ 罗兴柏，张玉玲，丁玉奎. 爆炸力学理论教程［M］. 北京：国防工业出版社，2016.

［7］ ［美］纳比尔. 爆炸与冲击相关损伤［M］. 蔡继峰，张琳，离亚东，等译. 北京：人民卫生出版社，2011.

［8］ 宁建国，王成，马天宝. 爆炸与冲击力学［M］. 北京：国防工业出版社，2012.

［9］ Beat P K, Robin M C, et al. Wound ballistics：basics and applications ［M］. Berlin：Springer Science & Business Media, 2011.

［10］ ［俄］奥尔连科. 爆炸物理学（上，下）［M］. 孙承纬，译. 北京：科学出版社，2011.

［11］ 吕延伟，谭成文，晓东. 不同程度冲击波对兔生理系统的损伤效应 ［J］. 爆炸与冲击，2012，32（1）：97－102.

［12］ US Department of the Army, the Navy and the Air Force. Structures to resist the effects of accidental explosions ［S］. TM5-1300, Washington,

DC，1990.

[13] 隋树元，王树山. 终点效应学 [M]. 北京：国防工业出版社，2000.

[14] 贾骏麒. 高速破片的创伤弹道学及其对颞下颌关节创伤的生物力学机制的研究 [D]. 西安：第四军医大学，2017.

[15] Yoshihisa M，Ben H，Yoshitaro M，et al. The characteristics of blast traumatic brain injury [J]. No Shinkei Geka，2010，38（8）：695 – 702.

[16] Singh A K，Ditkofsky N G，York J D，et al. Blast injuries：from improvised explosive device blasts to the boston marathon bombing [J]. Radiographics A Review Publication of the Radiological Society of North America Inc，2016，36（1）：295.

[17] Bouamoul A. Numerical study of primary blast injury to human and sheep lung induced by simple and complex blast loadings [R]. Quebec：Defence Research and Development Canada Valcartier，2009.

[18] Greer A. Numerical modeling for the prediction of primary blast injury to the lung [D]. Waterloo：Waterloo University of Waterloo，2007.

[19] Bellamy R F，Zajtchuk R，Buescher T M. Conventional warfare：ballistic，blast，and burn injuries [R]. Walter Reed Army Institute of Research，Walter Reed Army Medical Center，1991.

[20] Avidan V，Hersch M，Armon Y，et al. Blast lung injury：clinical manifestations，treatment，and outcome [J]. The American Journal of Surgery，2005，190（6）：945 – 950.

[21] Argyros G J. Management of primary blast injury [J]. Toxicology，1997，121（1）：105 – 115.

[22] Chanda A，Callaway C. Computational modeling of blast induced whole – body injury：a review [J]. Journal of Medical Engineering and Technology，2018，42（2）：1.

[23] Clemedson C J. Blast Injury [J]. Physiological Reviews，1956，36（3）：336.

[24] Clemedson C J，Hultman H I S，Odont B. Air embolism and the cause of death in blast injury [J]. The Military Surgeon（United States），1954，114（6）：424 – 437.

[25] Clemedson C J, Pettersson H. Genesis of respiratory and circulatory changes in blast injury [J]. American Journal of Physiology-Legacy Content, 1953, 174 (2): 316 – 320.

[26] Clemedson C J. Respiration and pulmonary gas exchange in blast injury [J]. Journal of applied physiology, 1953, 6 (4): 213 – 220.

[27] Clemedson C J. An experimental study on air blast injuries [J]. Acta Physiologica Scandinavia, 1955, 33 (1): 14 – 18.

[28] De Candole C A. Blast injury [J]. Canadian Medical Association Journal, 1967, 96 (4): 207 – 214.

[29] Bowen I G, Fletcher E R, Richmond D R. Estimate of man's tolerance to the direct effects of air blast [M]. Albuquerque: Lovelace Foundation for Medical Education and Research. Albuquerque, NM, 1968.

[30] Bass C R, Rafaels K A, Salzar R S. Pulmonary injury risk assessment for short-duration blasts [J]. Journal of Trauma, 2008, 65 (3): 604.

[31] Rafaels K A. Pulmonary injury risk assessment for long-duration blasts: a meta-analysis [J]. Journal of Trauma, 2010, 69 (2): 368 – 374.

[32] Eyal G A. Correction for primary blast injury criteria [J]. Journal of Trauma, 2006, 60 (6): 1284 – 1289.

[33] Voort M M V D, Holm K B, Kummer P O, et al. A new standard for predicting lung injury inflicted by Friedlander blast waves [J]. Journal of Loss Prevention in the Process Industries, 2016, 40: 396 – 405.

[34] Stuhmiller J H. Biological response to blast overpressure: a summary of modeling [J]. Toxicology, 1997, 121 (1): 91.

[35] Stuhmiller J H, Ho H H, Vorst M J V, et al. A model of blast overpressure injury to the lung [J]. Journal of Biomechanics, 1996, 29 (2): 227 – 234.

[36] Cooper C, Dudley H, Gann D. Scientific Foundations of Trauma [M]. Oxford UK: Butterworth – Heinemann, 1997.

[37] Axelsson H, Yelverton J T. Chest wall velocity as a predictor of nonauditory blast injury in a complex wave environment [J]. Journal of Trauma, 1996, 40 (3): S31 – S37.

[38] Johnson D L, Yelverton J T, Hicks W, et al. Blast overpressure studies

with animals and man: biological response to complex blast naves [M]. New Mexico: Albuquerque, EG and G INC, 1993.

[39] D'Yachenko A I, Manyuhina O V J J O B. Modeling of weak blast wave propagation in the lung [J]. Journal of Biomechanics, 2006, 39 (11): 2113 – 2122.

[40] Lashkari M H. Numerical modeling of primary thoracic trauma because of blast [R]. Annals of Military Health Sciences Research, 2015.

[41] Lichtenberger J P, Kim A M, Fisher D, et al. Imaging of Combat-Related Thoracic Trauma-Blunt Trauma and Blast Lung Injury [J]. Military Medicine, 2018, 183 (3 – 4): e89 – e96.

[42] Jönsson A, Clemedson C, Sundqvist A, et al. Dynamic factors influencing the production of lung injury in rabbits subjected to blunt chest wall impact [J]. Aviation, Space, Environmental Medicine, 1979, 50 (4): 325 – 337.

[43] Josey T. Investigation of Blast Load Characteristics on Lung Injury [D]. Waterloo: University of Waterloo, 2010.

[44] Thom C. Soft materials under air blast loading and their effect on primary blast injury [D]. Waterloo: University of Waterloo, 2009.

[45] Richmond D R, Yelverton J T, Fletcher E R. New airblast criteria for man [R]. New Mexico: LOS ALAMOS NATIONAL LAB NM LIFE SCIENCES DIV, 1986.

[46] 王正国. 冲击伤 [M]. 北京: 人民军医出版社, 1983.

[47] 周杰. 爆炸冲击波作用下的人体创伤及泡沫材料对冲击波的衰减机理研究 [D]. 南京: 南京理工大学, 2014.

[48] 康建毅. 复杂冲击波的生物效应与数值模拟研究 [D]. 重庆: 重庆大学, 2010.

[49] 秦俊华. 爆炸冲击波对人体创伤效应评估软件设计 [D]. 南京: 南京理工大学, 2017.

[50] 陈炜. 基于耳蜗微循环变化的听器爆炸冲击波损伤效应评估及影响机制研究 [D]. 重庆: 第三军医大学, 2013.

[51] 王新颖, 王树山, 卢熹, 等. 空中爆炸冲击波对生物目标的超压 – 冲量准则 [J]. 爆炸与冲击, 2018, 38 (1): 106 – 111.

［52］ 陈渝. 爆炸冲击波对人体胸部力学响应有限元数值模拟研究［D］. 重庆：重庆大学，2013.

［53］ 杨春霞. 羊肺脏有限元模型的建立及其在冲击波作用下的仿真分析［D］. 重庆：重庆大学，2010.

［54］ 王慧玲，唐虹，高强. 防爆服的防护性能及其研究进展［J］. 纺织报告，2016，5）：33 - 37.

［55］ Wood G W, Panzer M B, Shridharani J K, et al. Attenuation of blast pressure behind ballistic protective vests［J］. Injury Prevention，2013，19（1）：19 - 25.

［56］ 张志江，王立群，许正光，等. 爆炸物冲击波的人体防护研究［J］. 中国个体防护装备，2009（1）：8 - 11.

［57］ Gibson P W. Response of clothing materials to air shock waves［R］. New Jersey：US Army Natick RDE Centre，1989.

［58］ 倪君杰，李剑. 搜排爆防护装备的效能评价［J］. 中国安全防范认证，2016（6）：53 - 56.

［59］ 倪君杰，李剑，唐剑兰. 搜爆服评测方法研究［J］. 警察技术，2016（4）：87 - 89.

［60］ Phillips Y Y. Primary blast injuries［J］. Annals of emergency medicine，1986，15（12）：1446 - 1450.

［61］ Phillips Y Y, Mundie T G, Yelverton J T, et al. Cloth ballistic vest alters response to blast［J］. Journal of Trauma，1988，28（1 Suppl）：S149.

［62］ Rodríguez-Millán M, Tan L B, Tse K M, et al. Effect of full helmet systems on human head responses under blast loading［J］. Materials & Design，2017，117：58 - 71.

［63］ Bircher H. Die Wirkung der Artilleriegeschosse［M］. Amsberg：HR Sauerländer，1899.

［64］ Journée F A. Rapport entre la force vive des balles et la gravité des blessures qu'elles peuvent causer, par M. Journée［M］. Limonest：Berger - Levrault，1907.

［65］ BEYER J C. Wound ballistics［M］. Washinston：Office of the Surgeon General，Department of the Army，1962.

［66］ Sperrazza J, Kokinakis W. Ballistic limits of tissue and clothing ［J］. Annals of the New York Academy of Sciences, 1968, 152 （1）: 163 – 167.

［67］ Kneubuehl B P. Wound ballistics: basics and applications ［M］. Berlin: Springer Science & Business Media, 2011.

［68］ Zhen T, Zhou Z, Gang Z, et al. Establishment of a three – dimensional finite element model for gunshot wounds to the human mandible ［J］. Journal of Medical Colleges of Pla, 2012, 27 （2）: 87 – 100.

［69］ Huelke D F, Harger J, Buege L J, et al. An experimental study in bio – ballistics: Femoral fractures produced by projectiles—Ⅱ Shaft impacts ［J］. Journal of Biomechanics, 1968, 1 （4）: 313 – 321.

［70］ Huelke D F, Harger J, Buege L J, et al. An experimental study in bio – ballistics: Femoral fractures produced by projectiles ［J］. Journal of Biomechanics, 1968, 1 （2）: 97 – 102.

［71］ Mota A, Klug W, Ortiz M, et al. Finite – element simulation of firearm injury to the human cranium ［J］. Computational Mechanics, 2003, 31 （1 – 2）: 115 – 121.

［72］ 许川, 李兵仓. 爆炸破片伤的机制、特点及早期外科处理 ［J］. 创伤外科杂志, 2011, 13 （1）: 86 – 89.

［73］ 卢海涛, 王覃, 金永喜. 低速钢球对人体模拟靶标作用研究 ［C］. 中华医学会第十一届全国创伤学术会议, 2017.

［74］ 陈渝斌. 下颌骨火器伤有限元仿真及生物力学机制的初步研究 ［D］. 重庆: 第三军医大学, 2010.

［75］ 张金洋. 面向损伤评估的数字化人体建模研究 ［D］. 南京: 南京理工大学, 2016.

［76］ 雷涛. 猪下颌骨枪弹伤三维有限元仿真模拟 ［D］. 重庆: 第三军医大学, 2009.

［77］ Vinson J R, Zukas J A. On the ballistic impact of textile body armor ［J］. Journal of Applied Mechanics, 1975, 42 （2）: 263.

［78］ 张启宽. 步枪弹对带复合防护人体靶标作用的数值模拟 ［D］. 南京: 南京理工大学, 2012.

［79］ Merkle A, Ward E C, et al. Assessing behind armor blunt trauma

（BABT）under NIJ standard－0101.04 conditions using human torso models ［J］. The Journal of Trauma－Injury, Infection, and Critical Care, 2008, 64（6）: 1555－1561.

［80］ Vavalle, Moreno, Rhyne, et al. Lateral impact validation of a geometrically accurate full body finite; Element model for blunt injury prediction ［J］. Annals of Biomedical Engineering, 2013, 41（3）: 497－512.

［81］ Cannon L. Behind armour blunt trauma—an emerging problem ［J］. Journal of the Royal Army Medical Corps, 2001, 147（1）: 87－96.

［82］ Bir C. Ballistic injury biomechanics ［M］. New York: Springer New York, 2015.

［83］ Thota N, Epaarachchi J, Lau K T. Development and validation of a thorax surrogate FE model for assessment of trauma due to high speed blunt impacts ［J］. Journal of Biomechanical Science and Engineering, 2014, 9（1）: 1－22.

［84］ Suppitaksakul C. A measuring set for visualization of ballistic impact on soft armor ［C］. Proceedings of the International Symposium on Communication Systems Networks & Digital Signal Processing, 2010.

［85］ Golovin K, Phoenix S L. Effects of extreme transverse deformation on the strength of UHMWPE single filaments for ballistic applications ［J］. Journal of Materials Science, 2016, 51（17）: 8075－8086.

［86］ Porwal P K, Phoenix S L. Modeling system effects in ballistic impact into multi-layered fibrous materials for soft body armor ［J］. International Journal of Fracture, 2005, 135（1－4）: 217－249.

［87］ Cronin D, Worswick M, Ennis A, et al. Behind Armour Blunt Trauma for ballistic impacts on rigid body armour ［C］. Proceedings of the 19th Int Symp Ballistics, International Ballistics Society, Interlaken, Switzerland, 2001.

［88］ Zhang T, Ma T, Li W. Preparation of ultrahigh molecular weight polyethylene/WS2 composites for bulletproof materials and study on their bulletproof mechanism ［J］. Journal of Macromolecular Science Part B, 2015, 54（8）: 992－1000.

［89］ 邵贤忠. 多层复合防护结构抗超高速碎片侵彻特性研究 ［D］. 合肥:

中国科学技术大学, 2009.

[90] 卫恒吉. 复合式防弹衣对人体胸部防护性能的仿真研究 [D]. 上海: 上海交通大学, 2006.

[91] Mohotti D, Ngo T, Mendis P, et al. Polyurea coated composite aluminium plates subjected to high velocity projectile impact [J]. Materials & Design, 2013, 52 (24): 1–16.

[92] 公安部装备财务局. 警用防弹衣 [S]. 北京: 中国标准出版社, 2010.

[93] Office of law Enforcement Standards (OLES) United States of America, America USO. Ballistic Resistance of Body Armor NIJ Standard –0101. 06 [S]. Bureau of Justice Statistics, 2012.

[94] 董萍. 手枪弹对带软体防弹衣人体躯干靶标钝击作用的建模与仿真研究 [D]. 南京: 南京理工大学, 2012.

[95] 刘海. 胸部钝性弹道冲击致间接脑损伤的力学响应数值模拟研究 [D]. 重庆: 第三军医大学, 2014.

[96] Roberts J C, Merkle A C, Biermann P J, et al. Computational and experimental models of the human torso for non – penetrating ballistic impact [J]. Journal of Biomechanics, 2007, 40 (1): 125–136.

[97] Roberts J C, O'Connor J V, Ward E E. Modeling the effect of nonpenetrating ballistic impact as a means of detecting behind – armor blunt trauma [J]. Journal of Trauma and Acute Care Surgery, 2005, 58 (6): 1241–1251.

[98] Kang J, Chen J, Dong P, et al. Numerical simulation of human torso dynamics under non – penetrating ballistic impact on soft armor [J]. International Journal of Digital Content Technology and its Applications, 2012, 6 (22): 843.

[99] Kunz S N, Arborelius U P, DAN G, et al. Cardiac changes after simulated behind armor blunt trauma or impact of nonlethal kinetic projectile ammunition [J]. Journal of Trauma & Acute Care Surgery, 2011, 71 (5): 1134–1143.

[100] Carr D J, Horsfall I, Malbon C. Is behind armour blunt trauma a real threat to users of body armour? A systematic review [J]. Journal of the

Royal Army Medical Corps，2016，162（1）：8 – 11.

[101] 任丹萍．破片和冲击波复合作用下对导弹的毁伤［D］．南京：南京理工大学，2006.

[102] Leppänen J. Experiments and numerical analyses of blast and fragment impacts on concrete［J］. International Journal of Impact Engineering，2005，31（7）：843 – 860.

[103] Nyström U，Gylltoft K. Numerical studies of the combined effects of blast and fragment loading［J］. International Journal of Impact Engineering，2009，36（8）：995 – 1005.

[104] 董秋阳，宋述稳，张学民，等．基于时间差法破片和冲击波毁伤靶板数值模拟［J］．机电产品开发与创新，2016，29（3）：69 – 71.

[105] 杨志焕，黄建钊．冲击伤复合高速破片致伤的损伤特点和冲击伤防护研究［J］．爆炸与冲击，1998，18（2）：162 – 166.

[106] 王昭领．颌面部高速破片 + 冲击波复合伤致伤机制实验研究［D］．西安：第四军医大学，2002.

[107] 胡双启，张景林．燃烧与爆炸［M］．北京：兵器工业出版社，1992.

[108] 周杰，陶钢，张洪伟，等．模拟不同爆炸冲击波的计算方法研究［J］．兵工学报，2014，35（11）：1846 – 1850.

[109] 王正国．原发冲击伤的发生机制［J］．解放军医学杂志，1995，20（4）：316 – 317.

[110] 王正国．原发肺冲击伤［J］．中华肺部疾病杂志（电子版），2010，3（4）：1 – 3.

[111] 王德文，刘雪桐．现代火器伤基础理论与战伤救治［J］．解放军医学杂志，1990，4：212.

[112] 王林，李彤华，李晓辉，等．人员目标特性的战斗部杀伤威力评价方法［J］．兵器装备工程学报，2011，32（11）：122 – 124.

[113] 孙业斌．爆炸作用与装药设计［M］．北京：国防工业出版社，1987.

[114] 总参兵种部．钢质自然破片对人员的杀伤判据［S］．北京：中国标准出版社，1997.

[115] 总参兵种部．小质量钢质破片对人员的杀伤判据［S］．北京：中国

标准出版社, 1997.

[116] Roberts S B, Chen P H. Elastostatic analysis of the human thoracic skeleton [J]. Journal of Biomechanics, 1970, 3 (6): 527 – 545.

[117] 周云波, 郭启涛, 佘磊, 等. 基于 LBE 方法的驾驶室防护仿真 [J]. 北京理工大学学报, 2016, 36 (3): 237 – 241.

[118] Christian A, Chye G O K. Performance of fiber reinforced high-strength concrete with steel sandwich composite system as blast mitigation panel [J]. Procedia Engineering, 2014, 95: 150 – 157.

[119] Tabatabaei Z S, Volz J S. A comparison between three different blast methods in LS – DYNA: LBE, MM – ALE, coupling of LBE and MM – ALE [C]. Proceedings of the 12th International LS – DYNA Users Conference, 2012.

[120] Schwer L. A brief introduction to coupling load blast enhanced with multi-material ALE: the best of both worlds for air blast simulation [C]. Proceedings of the LS – DYNA Forum Bamberg, 2010.

[121] Hallquist J O. LS – DYNA keyword user's manual [R]. Livermore Software Technology Corporation, 2007.

[122] Neuberger A, Peles S, Rittel D. Scaling the response of circular plates subjected to large and close – range spherical explosions. Part I: Air – blast loading [J]. International Journal of Impact Engineering, 2007, 34 (5): 859 – 873.

[123] Henrych J. Blasting dynamic and its applications [M]. Beijing: Science Press, 1987.

[124] Sato M. Mechanical properties of living tissues [J]. Iyō Denshi to Seitai Kōgaku Japanese Journal of Medical Electronics & Biological Engineering, 1986, 24 (4): 213 – 219.

[125] Axelsson H, Hjelmqvist H, Medin A, et al. Physiological changes in pigs exposed to a blast wave from a detonating high – explosive charge [J]. Military Medicine, 2000, 165 (2): 119 – 126.

[126] Dancewicz R, Barcikowski S, Ceder A, et al. Lung injuries caused by explosion in rabbits. 1. The experimental model of the injury [J]. Zeitschrift Fur Experimentelle Chirurgie, Transplantation, and Kunstliche

Organe: Organ der Sektion Experimentelle Chirurgie der Gesellschaft Fur Chirurgie der DDR, 1988, 21 (2): 85.

[127] Cheng J, Gu J Y, Yang T, et al. Development of a rat model for studying blast – induced traumatic brain injury [J]. Journal of the Neurological Sciences, 2010, 294 (1): 23 – 28.

[128] Richmond D. Blast criteria for open spaces and enclosures [J]. Scandinavian Audiology Supplementum, 1991, 34: 49 – 76.

[129] Babaei B, Shokrieh M M, Daneshjou K. The ballistic resistance of multi – layered targets impacted by rigid projectiles [J]. Materials Science and Engineering: A, 2011, 530: 208 – 217.

[130] Johnson G, Beissel S, Cunniff P. A computational model for fabrics subjected to ballistic impact [C]. Proceedings of the 18th International Symposium on Ballistics, San Antonio, 1999.

[131] Wu J, Wang L, An X. Numerical analysis of residual stress evolution of AlSi10Mg manufactured by selective laser melting [J]. Optik – International Journal for Light and Electron Optics, 2017, 137: 65 – 78.

[132] Schaffler M B, Burr D B. Stiffness of compact bone: effects of porosity and density [J]. Journal of Biomechanics, 1988, 21 (1): 13 – 16.

[133] Kaseda S, Tomoike H, Ogata I, et al. End – systolic pressure – volume, pressure-length, and stress-strain relations in canine hearts [J]. Am. J. Physiol, 1985, 249 (2): 648 – 654.

[134] Ruan J, El-Jawahri R, Chai L, et al. Prediction and analysis of human thoracic impact responses and injuries in cadaver impacts using a full human body finite element model [J]. Stapp Car Crash J, 2003 (47): 299 – 321.

[135] Tamura A, Omori K, Miki K, et al. Mechanical characterization of porcine abdominal organs [J]. Stapp Car Crash Journal, 2002, 46 (46): 55.

[136] Palta E, Fang H, Weggel D C. Finite element analysis of the Advanced Combat Helmet under various ballistic impacts [J]. International Journal of Impact Engineering, 2018, 112: 125 – 143.

[137] Cai Z H, Bao Z, Wang W, et al. Simulation of non – penetrating damage

of head due to bullet impact to helmet ［J］. Acta Armamentarii, 2017, 38（6）: 1097 – 1105.

［138］ Guler K A, Kisasoz A, Karaaslan A. A study of expanded polyethylene （EPE） pattern application in aluminium lost foam casting ［J］. Russian Journal of Non – Ferrous Metals, 2015, 56（2）: 171 – 176.

［139］ Nunes L M, Paciornik S, D'Almeida J. Evaluation of the damaged area of glass – fiber – reinforced epoxy – matrix composite materials submitted to ballistic impacts ［J］. Composites Science & Technology, 2004, 64（7）: 945 – 954.